理学療法管理学

良質な医療・介護提供のための管理運営・政策論

監修
植松光俊

編集
中川法一
田中昌史

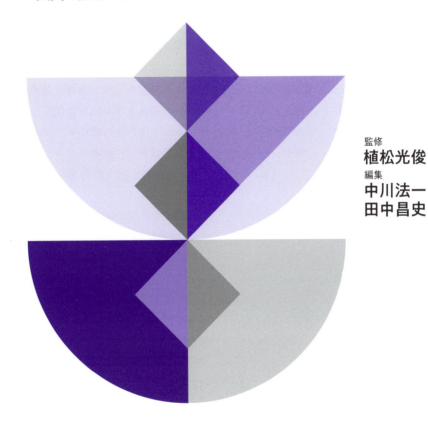

南江堂

執筆者一覧

● 監　修

植松　光俊　　うえまつ みつとし　　星城大学 名誉教授

● 編　集

中川　法一　　なかがわ のりかず　　増原クリニック 副院長
田中　昌史　　たなか まさし　　日本理学療法士協会

● 執筆（掲載順）

村永　信吾　　むらなが しんご　　亀田総合病院リハビリテーション事業管理部
西潟　央　　にしがた ひさし　　若狭医療福祉専門学校理学療法科
長倉　裕二　　ながくら ゆうじ　　大阪人間科学大学保健医療学部理学療法学科 教授
鈴木　啓介　　すずき けいすけ　　国際医療福祉大学小田原保健医療学部理学療法学科 講師
黒澤　和生　　くろさわ かずお　　川口きゅうぽらリハビリテーション病院
小林　巧　　こばやし たくみ　　北海道千歳リハビリテーション大学健康科学部
　　　　　　　　　　リハビリテーション学科理学療法学専攻 専攻長・教授
村西　壽祥　　むらにし ひさよし　　大阪河﨑リハビリテーション大学リハビリテーション学部
　　　　　　　　　　リハビリテーション学科理学療法学専攻 准教授
畑中　良太　　はたなか りょうた　　大阪河﨑リハビリテーション大学リハビリテーション学部
　　　　　　　　　　リハビリテーション学科理学療法学専攻 講師
隈元　庸夫　　くまもと つねお　　北海道千歳リハビリテーション大学健康科学部
　　　　　　　　　　リハビリテーション学科理学療法学専攻 教授
金田　嘉清　　かなだ よしきよ　　藤田医科大学 副学長
櫻井　宏明　　さくらい ひろあき　　藤田医科大学保健衛生学部リハビリテーション学科
　　　　　　　　　　学科長・教授
小山総市朗　　こやま そういちろう　　藤田医科大学保健衛生学部リハビリテーション学科 講師
岩井　信彦　　いわい のぶひこ　　神戸学院大学総合リハビリテーション学部理学療法学科
　　　　　　　　　　学科長・教授
豊田　輝　　とよた あきら　　帝京科学大学医療科学部理学療法学科 准教授
中川　法一　　なかがわ のりかず　　増原クリニック 副院長
永野　忍　　ながの しのぶ　　九州医療スポーツ専門学校理学療法学科 学科長
大工谷新一　　だいくや しんいち　　北陸大学医療保健学部理学療法学科 学科長・教授
岡山　裕美　　おかやま ゆみ　　大阪人間科学大学保健医療学部理学療法学科 助教
加藤　芳司　　かとう よしじ　　名古屋女子大学医療学部 講師
田中　昌史　　たなか まさし　　日本理学療法士協会
松田　智行　　まつだ ともゆき　　茨城県立医療大学保健医療学部理学療法学科 准教授

序　文

　現在，理学療法士養成校の数が増え，毎年約一万人以上の新人理学療法士が誕生しており，今まで以上に臨床現場での管理や運営を担うための教育が必要とされております．そこで，これらの養成校においても「理学療法管理学」等の講義が行われるようになってきております．また，日本理学療法士協会は，理学療法士作業療法士学校養成施設指定規則の改定案骨子において「理学療法管理学」を義務付けることを求め，改定された指定規則で単位化されることが決定しました．また日本理学療法士協会は重点事業の一つとして，病院や施設などの管理者の質の向上のための研修に取り組んでいます．しかし一方で，これらの講義にマッチする教科書は刊行されておらず，教科書のニーズは大きくなってきておりました．

　管理運営とは「目標達成に向けて，材料や人的資源を利用して，合理的，経済的，効率的に活用して仕事の成果をあげる過程のこと」といわれています．

　そこで，臨床現場において患者・障害者等に対して一定水準以上の治療等のサービスが効果的に提供されるために必要なマネジメントの知識として，職場管理・運営，必要なスタッフ研修のあり方や理学療法にかかわる各種の記録・報告のもつ意義を理解するとともに，環境整備や事故対応策の知識と基本対応技術についても学ぶこと，また医療・介護サービス技術の価値を裏付けるものとしての保険制度とその報酬の仕組みを理解し，コスト感覚をもつことの重要さについて学ぶための要素を的確に取り込んだ教科書として，本書を企画しました．

　以上のような要件に加えて，さらにもう少し広い視点での地域住民，さらには国民を対象とした理学療法サービス水準についての考える学問が，「理学療法政策学」であります．国民の最低限の保健・医療を保証するとした責務の一端を担う国家資格職の一つである「理学療法士」を目指す者が，理学療法提供における課題とその解決のための政策形成の必要性について理解を深めておくことは，実務現場に出た時の職能意識（日本理学療法士協会および日本理学療法士連盟における生涯学習活動力）を向上させるための思考基盤・資質として重要であります．

　こうした状況を背景に，この度本書を刊行する運びとなりました．本書は，学生にとって「理学療法管理とは何か」，「専門職者として資源を効果的・効率的に活用するための手段」等をわかりやすくまとめ，わが国の理学療法管理学・政策学のスタンダードな教科書となることを目指しております．まだまだ十分でないところもあるかと思います．講義される先生方や学生諸君には是非とも忌憚のないご意見・ご批評をいただければと切にお願いするところであります．

　平成30年8月

監修および編集を代表して　植松　光俊

目　次

第1章　管理運営　1

A. 部門管理 ……………………… 村永信吾・西潟　央　1
　1 利用者要求事項にむけた「質」の継続的
　　改善 …………………………………………… 2
B. 管理者の役割 …………………………………… 3
C. 管理手法 ………………………………………… 4
　1 関係の質 ……………………………………… 4
　2 思考の質 ……………………………………… 5
　3 行動の質 ……………………………………… 5
　4 結果の質 ……………………………………… 5
D. OJT での教育管理の基本原則 ………………… 6
　1 OJT と Off-JT を組み合わせた教育 ………… 6
　2 OJT の具体的なプロセス …………………… 6
　3 OJT の標準化 ………………………………… 7
E. 労務管理 ………………………………………… 7
　1 メンタルヘルス ……………………………… 8
　2 時間外労働 …………………………………… 8
　3 ハラスメント ………………………………… 8
F. 管理者の力量と資質 …………………… 長倉裕二　9

　1 論理的思考力 ………………………………… 9
　2 企画力 ……………………………………… 10
　3 プレゼンテーション力 …………………… 10
　4 交渉力 ……………………………………… 10
　5 信頼感 ……………………………………… 11
G. リスクマネジメント論 ……………………… 12
　1 マネジメントプロセス …………………… 12
　2 医療事故の定義 …………………………… 12
　3 ミステイクとスリップ …………………… 12
　4 ハインリッヒの法則とバードの法則 …… 12
　5 インシデントの報告 ……………………… 13
　6 医療安全管理チーム ……………………… 13
　7 初期対応と事故報告 ……………………… 14
　8 事故予防教育 ……………………………… 16
H. 感染予防 ……………………………………… 18
　1 感染予防キット …………………………… 18
　2 感染症患者治療後の管理 ………………… 19
　3 環境整備 …………………………………… 20

第2章　良質な医療の提供　21

A. コミュニケーションスキル ………… 鈴木啓介　21
　1 コミュニケーションとは ………………… 21
　2 コミュニケーションの方法 ……………… 22
　3 コミュニケーションスキル ……………… 22
　4 コミュニケーションのコツ ……………… 24
B. BSC による目標管理 ………………… 黒澤和生　24
　1 BSC の生まれた背景 ……………………… 24
　2 目標管理とは ……………………………… 25
　3 ビジョンの提示から目標達成への道 …… 25
　4 BSC の特徴 ………………………………… 26
　5 戦略マップ ………………………………… 28
C. SWOT 分析 …………………………… 鈴木啓介　28
　1 SWOT 分析とは …………………………… 28
　2 SWOT 分析の手順 ………………………… 29
　3 SWOT 分析の注意点 ……………………… 30
　4 SWOT 分析の実践 ………………………… 30
D. 病院機能評価, ISO9000, JCI などの
　　紹介 …………………………………… 黒澤和生　31
　1 病院機能評価 ……………………………… 31

　2 ISO9000 シリーズ ………………………… 34
E. ドナベディアンモデル ………………… 小林　巧　35
　1 ドナベディアンモデルとは ……………… 35
　2 ドナベディアンモデルの三つの視点 …… 36
F. ペイ・フォー・パフォーマンス（P4P）…… 37
　1 P4P とは …………………………………… 37
　2 各国における P4P ………………………… 38
G. PDCA（EPDCA）サイクル ………………… 38
　1 PDCA サイクルとは ……………………… 38
　2 理学療法士が行う EPDCA サイクル …… 38
H. EBM（EBPT）と NBM ……………………… 39
　1 EBM（EBPT）とは ……………………… 39
　2 EBM 実践のための五つの step …………… 40
　3 NBM とは …………………………………… 41
I. 情報提供 ……………………………………… 42
　1 インフォームドコンセント ……………… 42
　2 セカンドオピニオン ……………………… 43
　3 診療情報の提供 …………………………… 43

第3章 記録方法とデータ管理 45

►3-1. 臨床現場における
データ管理　村西壽祥・畑中良太 45

A. 診療集計による業務管理 …………… 45
1 診療業務で必要となる記録とデータ ……… 45
B. 診療集計のデータが意味するもの … 46
1 診療報酬などに関連するデータ ……… 46
2 理学療法の効果に関連するデータ ……… 47
C. 診療記録の記載 ………………………… 48
1 診療記録の法的根拠 ………………… 48
2 診療記録の作成および保存の目的 ……… 48
3 診療記録の書き方 …………………… 49
D. 問題志向型医療記録(POMR) ……… 50
E. 症例報告の書き方 …………………… 51
1 学術的な症例報告 …………………… 52
2 臨床業務における症例報告(経過報告書) … 53

►3-2. ビッグデータと政策　隈元庸夫 54

A. ビッグデータ収集の意義 …………… 54
1 ビッグデータとは ……………………… 54
2 ビッグデータの意義 ………………… 55
3 理学療法におけるビッグデータ ……… 55
4 医療分野のビッグデータと政策, 理学
療法分野における現実 …………………… 57
5 理学療法におけるビッグデータ収集に
必要な手順と意義 …………………………… 58
B. 管理者ネットワークの意義 ………… 59
1 理学療法士の増加に伴う環境の変化 ……… 60
2 理学療法士のネットワーク ………… 60
3 理学療法の管理者の定義と管理者ネッ
トワーク ………………………………… 60
4 理学療法の管理者ネットワークの意義 … 61
C. パブリックコメント(要望書) ……… 62
1 パブリックコメントの定義 ………… 62
2 理学療法におけるパブリックコメント … 62

第4章 社会保障と保険制度 65

►4-1. 医療・介護の制度と報酬
金田嘉清・櫻井宏明・小山総市朗 65

A. 診療報酬(体系, 性格, 改定, 手順など) … 66
B. 医療保険制度と介護保険制度 ……… 68
1 医療保険制度 ………………………… 68
2 介護保険制度 ………………………… 70
C. わが国の医療の特徴 ………………… 75
1 国民皆保険制度 ……………………… 75
2 フリーアクセス ……………………… 75
3 自由開業医制 ………………………… 75
4 診療報酬出来高払い ………………… 76
D. 地域包括ケアシステム ……………… 76

►4-2. 政策とその形成過程　岩井信彦 77

A. 政策とは ……………………………… 77
1 政策の社会的背景 …………………… 77
2 政策と理学療法士 …………………… 77
B. 理学療法政策に関する省庁 ………… 78
1 理学療法・理学療法士に関係する法規 …… 78
2 理学療法士の職域 …………………… 79
3 理学療法施策に関する省庁 ………… 80
C. 政策形成過程 ………………………… 80
1 内閣提出法案 ………………………… 81

2 議員提出法案 ………………………… 83
3 政策評価 ……………………………… 83
D. 政策形成に影響する要因と合意形成 …… 84
1 政策にかかわるアクター …………… 84
2 介護保険法の成立過程にみる合意形成 …… 85

►4-3. 医療・介護の財政および
制度と保険点数　豊田　輝 86

A. 財　源 ………………………………… 86
1 医療費の財源 ………………………… 86
2 介護保険費用の財源 ………………… 87
B. 国民皆保険制度の崩壊の危機と未来 … 87
1 国民皆保険制度の意義と特徴 ……… 87
2 国民皆保険制度における財源破綻から
みる崩壊 ………………………………… 89
C. 点数化の根拠(パワーバランス) …… 91
1 医療費の適切な配分 ………………… 91
2 診療報酬改定(点数改定)の流れ …… 91
3 診療報酬改定(点数改定)にかかわるパ
ワーバランス …………………………… 91
D. 日数制限, 疾患別の歴史と弊害 …… 93
1 疾患別リハビリテーション料の歴史 …… 93
2 疾患別リハビリテーション料の問題点 …… 94
E. 点数向上のための方略的活動 ……… 95

F. 保険点数と理学療法士の賃金の関係 ……… 96

1 保険点数(診療報酬)と理学療法士の賃金 … 96

2 理学療法士の需給と賃金 ……………… 96

3 医療専門職の賃金 ……………………… 97

G. 地域での戦略的活動 ……………………… 97

1 他職種との連携 ………………………… 98

2 自治体(行政)との連携 ………………… 98

3 地域社会との連携 ……………………… 99

4 国会議員や地方議員との連携 …………… 99

第5章　身分法と職能団体　　101

▶5-1. 理学療法士の身分法と その職能団体　　中川法一　101

A. 理学療法士及び作業療法士法 …………… 101

B. 法の階層性と医師法・保助看法との関係 … 103

C. 職能団体とは …………………………… 105

D. 日本理学療法士協会(JPTA)の概要 …… 106

E. 生涯学習支援と協会への所属意義 ……… 107

▶5-2. 理学療法士の業務と 政治活動の必要性　　永野　忍　109

A. 法改定の必要性と方向性(意義) ………… 109

1 理学療法にかかる診療報酬の変遷 ……… 109

2 理学療法士の役割の拡大 ……………… 109

B. 理学療法士の政治参画 ………………… 111

1 政治参画の手段 ………………………… 111

C. 日本理学療法士連盟の活動 …………… 112

1 日本理学療法士連盟設立の経緯 ……… 112

2 日本理学療法士連盟の活動 …………… 112

D. 日本理学療法士連盟の役割と 活動の意義 ……………………………… 113

1 日本理学療法士協会および各都道府県 理学療法士会の政治活動支援 ………… 113

2 政治活動に関する理解の啓発と教育 ……… 114

3 国政選挙に向けた組織内候補への活動 支援 …………………………………… 114

4 議員連盟の活動支援 …………………… 115

5 政党や所属議員との連携および選挙 支援 …………………………………… 116

6 自治体(都道府県, 市町村)との連携 ……… 116

7 研修会の開催 …………………………… 116

8 人材育成と女性活躍の推進 …………… 117

E. 理学療法士の人数構成とそれに伴う問題 … 117

1 理学療法士の人数推移 ………………… 117

2 理学療法士の職域にかかわる問題 ……… 118

3 理学療法士の男女比の推移 …………… 118

4 理学療法士の就業環境の問題 ………… 119

第6章　職域の拡大　　121

▶6-1. 職域拡大とその背景　　121

A. 企　業 ………………… 大工谷新一・岡山裕美　121

B. 経営学(経営計画)・マーケティング ……… 122

C. 法的根拠と制限 ………………………… 125

1 診療の補助としての理学療法 ………… 125

2 予防に関する法的根拠 ………………… 125

3 事業における広告の制限 ……………… 126

D. ウィメンズヘルス, 産業理学療法, 予防 理学療法 ………………………… 加藤芳司　126

1 ウィメンズヘルス ……………………… 126

2 産業理学療法 ………………………… 128

3 予防理学療法 ………………………… 129

▶6-2. 職域拡大の現状と 方向性　　田中昌史　130

A. 病院(病床)の機能分化と理学療法士人員 配置 …………………………………… 130

1 職域の拡大と理学療法士の急増 ……… 130

2 病院(病床)の機能分化と在宅復帰の 促進 …………………………………… 131

3 地域医療構想 ………………………… 133

4 医療・介護政策と理学療法士の職域 ……… 134

B. 理学療法士の企業と職域拡大 ………… 135

1 開業権 ………………………………… 135

2 理学療法士の企業と提供されるサー ビス …………………………………… 135

3 企業の効果と留意点 …………………… 136

C. 女性活躍への期待 ……………………… 136

1 女性活躍政策と現状の課題 …………… 136

2 理学療法における女性活躍の意義 ……… 137

D. 職域拡大に向けた戦略 ………………… 137

第7章　理学療法士の未来像　　139

▶7-1. 取り巻く社会情勢に適合した理学療法士へ　139

A. 理学療法士としての社会活動：社会保障の方向性と理学療法のあり方……田中昌史　139
1 社会および財政的背景と理学療法のあり方……139
2 医療および介護の政策と理学療法のあり方……141
3 政策に伴う職域の変化と理学療法士のあり方……141

B. 報酬制度などの変遷からみた理学療法業務に求められるもの……142
1 報酬改定の経過と背景……142
2 最新の報酬改定とその意味……143

C. 関連医療専門職の養成と理学療法士教育のあり方……中川法一　145
1 専門職とは……145
2 大きな転換期を迎えている医療専門職養成教育……145
3 理学療法士数は適正なのか……145
4 理学療法士の養成カリキュラムは適正なのか……146

5 理学療法士養成の単位数と養成期間………147

D. 病院や施設から地域へ……147
1 医療を取り巻く社会構造の変化………147
2 理学療法士業務のパラダイムシフト………148
3 理学療法士教育のパラダイムシフト………149
4 既存の概念を超えた理学療法士像への変革………149

▶7-2. 社会情勢を踏まえた未来への開拓　　松田智行　150

A. わが国および理学療法士としての政策課題………150
1 地域包括ケアシステムについて………151
2 自立支援について………152
3 健康寿命の延伸に向けての取り組み………153

B. 理学療法士養成の必要性と受給計画………153

C. 医療専門職での比較(賃金，および就労状況について)………154
1 医療機関などにおける理学療法士の勤務者の割合………156

D. 人員配置(施設基準,病棟基準について)……157

E. 理学療法士教育課程………159

参考文献 ……………………………………………………… 161
索　引 ……………………………………………………… 167

		Academic	Politics
第1章	管理運営	A〜H	
第2章	良質な医療の提供	A〜I	
第3章	記録方法とデータ管理	3-1	3-2
第4章	社会保障と保険制度	4-1，4-2	4-3
第5章	身分法と職能団体	5-1	5-2
第6章	職域の拡大	6-1	6-2
第7章	理学療法士の未来像	7-1	7-2

1 管理運営

学習の目標

▶ 部門管理における管理者の役割と代表的な管理手法を説明できる.

▶ 利用者要求事項に向けた「質」を説明できる.

▶ 職場教育におけるOJTやOff-JTについてその意義や取り組みを説明できる.

▶ 労務管理の概要を説明できる.

▶ 管理者に必要とされる力量や資質を具体的に説明できる.

▶ 理学療法におけるリスクマネジメントの重要性について理解する.

A. 部門管理

► 今日の医療における経営課題の主体は, 「医療の質向上」「収益性向上」, さらに「組織体制強化」である.

► これらの課題を要約すると, 「効率性を上げ, コスト削減に努めながら, 質の高い医療を提供する」といったこととなり, 一見相反する目標を同時達成することが求められている.

► このような環境下で「自院の理念」や「あるべき姿(ビジョン)」に向けて中長期的な視野で「経営戦略」を策定する.

► 病院組織は, 設立主体やその規模により異なるが, 診療部, 看護部, 医療技術部, 事務部といった部門で構成される.

► それらの全部門の編成, 職位の相互関係, 責任と権限の分担, 指揮, 命令系統などを鳥瞰的に示したものを組織図という(図1-1).

► リハビリテーション部門管理者(マネジャー)も先の三つの経営課題にむけ, 「経営戦略」に基づいた「部門戦略」「部門計画」「個人計画」へとブレークダウンし推進する.

► リハビリテーション部門は, 診療報酬において個別リハビリテーション料を算定できることから, 医師などと同様に「収益部門」であり, 効率的な診療単位取得での確実な収益が求められている.

► 一方で, 近年ではリハビリテーション部門においても機能回復や活動と参加につながらない有効性の乏しい取り組みに対してアウトカム評価が導入され, 「収益性」のみならず, 「有効性」「安全性」「患者満足度」といった「質」の改善に向けた取り組みが求められている.

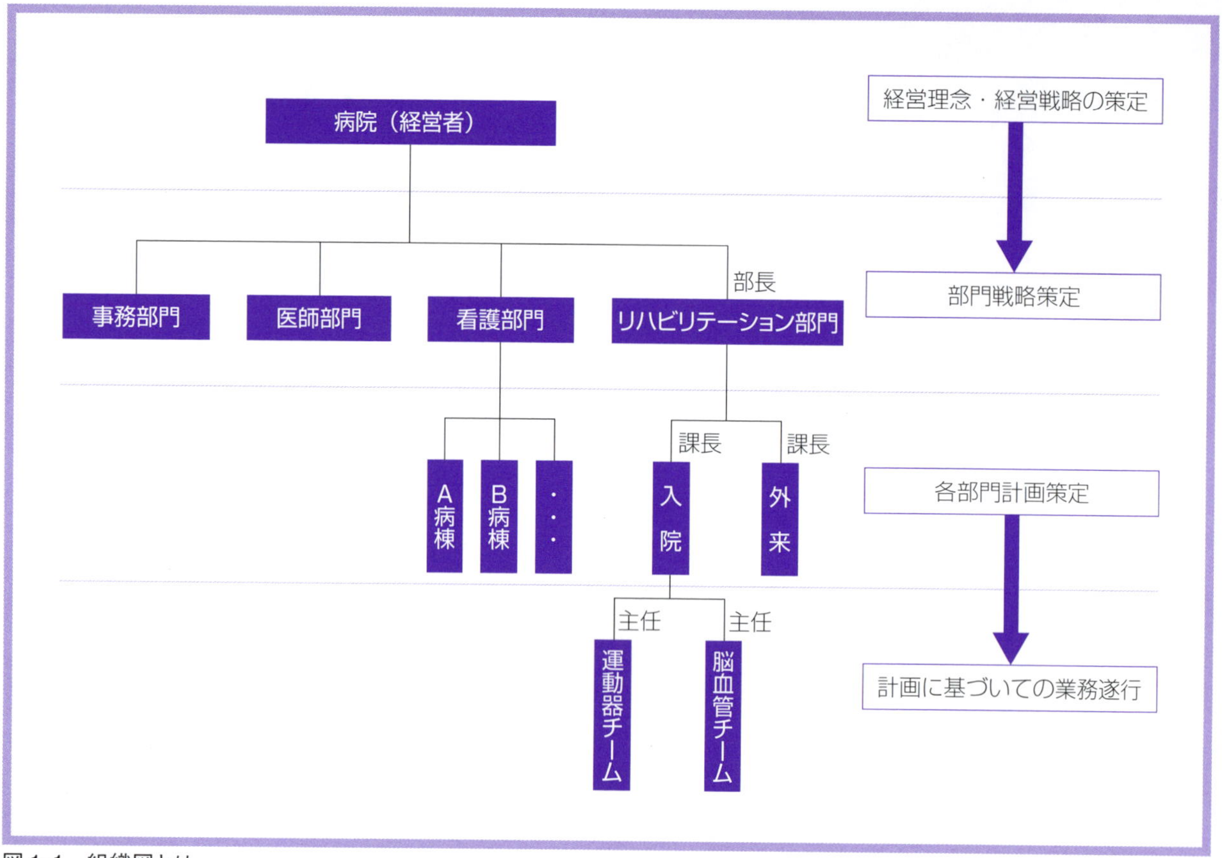

第1章　管理運営

図1-1．組織図とは

1　利用者要求事項にむけた「質」の継続的改善

► ここでの「質」は，射的の的を例に説明することができる（図1-2）.

► 的の中心を「利用者要求事項（またはニーズ）」，的に当たる弾痕の位置を「提供サービス」とした場合，的の中心を狙っているサービスを「妥当性のあるサービス」，弾痕のばらつきが少ないサービスを「信頼性のあるサービス」と表現できる.

► これらのことから「質とは，ニーズに対して妥当性と信頼性のあるサービスの提供」と言い換えることができる．したがって，①狙っている場所が「ズレ」ている（妥当性低下），②狙っても「ブレ」ている（信頼性低下），といった2種類のギャップが組み合わさることで「質」が低下する.

► 妥当性が低下している場合，定期的にニーズ確認を行うこと，マニュアルやプロセスがそのニーズと一致した設計になっているかといった確認が必要となる．また，信頼性が低下している場合，各プロセスのチェックリストなどを整備し，スタッフ間でメンタルモデル（行動プロセスのイメージ）を共有し，加えて遂行するための力量確保のための教育が必要となる.

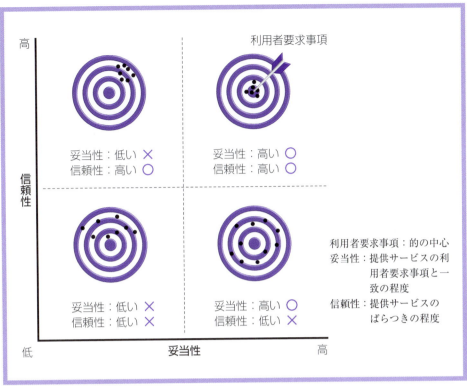

図1-2. 信頼性と妥当性からみた「医療の質」

B. 管理者の役割

▶ 経営戦略では，先に示したように「質向上」に加えて，「収益性向上」「組織体制強化」といった的を同時並行的に達成することが求められる．

▶ そのため部門管理者には，「単一的の質が高ければよい」といった部分最適ではなく，他の的の質も考慮した全体最適に向けた「ヒト」「モノ」「カネ」「情報」といった経営資源配分のバランスが求められる．

▶ なかでも主体的に行動する「人的資源」へのかかわりは重要である．ビジョン達成に向け部門を組織化し協働させるためのシステム（仕組み）構築と実践を行うマネジメントとリーダーシップが求められる．マネジメントとは，経営資源を活用して「仕組み」に働きかけ課題解決を図る役割，リーダーシップは，「ヒト」に働きかけ課題解決を図る役割である．また，診療実績の増大，アクシデントの削減といった「目に見える問題」だけではなく，職場環境のコミュニケーションや人間関係といった「目に見えない問題」に着目した取り組みも忘れてはならない．

▶ ダニエル・キム Daniel Kim は，最終的な「結果の質」は，それに先行する「関係の質」「思考の質」「行動の質」といった質の連鎖で導かれるとし，各「質」へのかかわり方が重要であるという「組織の成功循環モデル」を提唱している（図1-3）．

▶ これによると不満足な結果（結果の質）しか出ていない組織は，経営陣と現場，部署間，上司と部下との関係性の低下（関係の質）から，複雑に絡み合った問題解決に必要なコミュニケーションやフィードバックといった情報共有が図りにくく，視野狭窄で部分最適*な意思決定（思考の質）のため，メンタルモデルや行動プロセスがばらばらにな

●**部分最適**：組織などにおいて，特定の狭い範囲（見える範囲，考えられる範囲，できる範囲など）で行動し最適にすること．表面的な解決にとどまり，根本的な解決とはならないケースが多い．

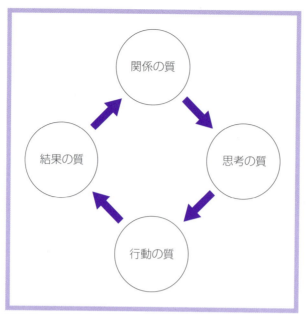

図1-3. 組織の成功循環モデル

りやすい（行動の質）といった各「質」の悪循環を基盤に有していると考えられる．
▶ そのため「結果の質」の改善には，先行する「関係の質」「思考の質」「行動の質」の改善が前提となる．行動は比較的に目に見えやすいためそのプロセスの変更や教育において修正しやすいものの，関係や思考は目に見えにくいためにその改善は容易ではない．そのためそれらを放置したままにしておくと，例えマニュアルの整備などで行動の質を改善したとしても，一時的な改善にとどまり継続的な改善にはつながらない．

C. 管理手法

▶ 先に示した「組織の成功循環モデル」のプロセスの場面と求められる管理手法例について述べる．

1 関係の質

▶「関係の質」とは，スタッフ間や部署間の壁を越え，オープンに話し合うことのできる「場」の質を意味し，組織成長のための土壌ともいえる．そこで大切なことは，自分の考えを自由に述べることのできる「安心感」が根底になければならない．
▶ 発言した瞬間に否定されたり，怒られたりといった「恐怖感」のある組織では自由な発言は起こらない．恐怖を取り除き，安心感を醸成することができると，自分の意見に固執せず，オープンマインドで，これまでと異なる視点での考察が可能となる．それにより潜在化していた課題が顕在化され，課題の本質により近づき，妥当性の高い対策につながる．
▶ 管理者とスタッフが協働でビジョンやメンタルモデルを構築することでスタッフ自身がそれらを自身の役割として受け入れやすくなる．

- ► 一方，ビジョン達成の過程では，スタッフ間や部署間において意見の相違といった対立(コンフリクト)が生じる場合もあるが，管理者は，後述する「対立マネジメント」や「交渉力」などのスキルを用いて対立を調整しなければならない．
- ►「関係の質」が高い組織においては，対立も組織成長のための建設的な「場」となる．

2 ▶ 思考の質

- ► 妥当性の高いビジョン策定や計画策定には，複雑に絡み合っている見える問題だけではなく，見えない問題も含めた全体のつながりを想定し解決策を見いださなければならない．このような目に見えない問題を顕在化させ仮説検討することを目指した思考をシステム思考という．そのためにもスタッフ間の関係性がよくなることで様々な意見交換が可能となる．
- ► 内部環境，外部環境といったマトリクスで目標達成のための経営資源の最適活用を図るSWOT分析(後述)や，財務の視点，利用者の視点，内部プロセスの視点，成長と学習の視点といった四つの異なる視点における戦略を戦略マップ(ストーリー化)とスコアカード(数量化)といったツールを用いて可視化するBSC(バランスト・スコアカード，後述)，さらに医療の質をストラクチャー，プロセス，アウトカムといった切り口で評価するドナベディアン Donabedian モデル(後述)といったフレームワークを用いてビジョン達成に向けた戦略を策定する．

●**BSC** : balanced score card

●**ゼロベース思考**：既存フレームなどにとらわれない新しい発想

- ► 管理者とスタッフが，自由に意見交換できる場で，ブレーンストーミング，ゼロベース思考*で協働して作成することが重要となる．
- ► これらの過程がビジョン達成に向けたメンタルモデルをスタッフ間で共有することを可能とする．

3 ▶ 行動の質

- ►「行動の質」とは，計画されたプロセスが確実に実行されることで高まる．そのためこれらのプロセスのマニュアルやルールをチェックリスト化し，定期的に各プロセスで求められる知識や技術の確認を行う．
- ► 加えて，そのプロセスの実施率などを指標化(可視化)し，必要に応じてマニュアルやルール，さらにそのチェックリストの改善や修正を行う．
- ► さらに，知識や技術のみならずスタッフの体調や医療機器の不具合も「行動の質」に影響することから，医療機器の整備はもちろんのこと，スタッフの作業量，作業環境などの調整も定期的に実施する．

4 ▶ 結果の質

- ►「結果の質」とは，あくまでもこれまでの「関係の質」「思考の質」「行動の質」の結果であり，直接，介入することはできない．
- ► そのため，部門管理者は「結果の質」の改善に向け，定期的に各「質」の評価を行い，それらの継続的改善に努めなければならない．

D. OJTでの教育管理の基本原則

1 OJTとOff-JTを組み合わせた教育

▶職場における教育は，知識量の多い先輩から少ない後輩へ知識を移転する「狭義の教育」と研究開発など新しい知識や技術を創造する「広義の教育」に分けられる．

▶職場教育で大切なことは，単に最新の知識や技術を移転し育てることではなく，スタッフ一人ひとりが「どんな方法で必要な知識や技術を身に付けるのか」といった学習(学び)のプロセスが重要となる．

▶課題解決に向けて自律的にそのプロセスを回す習慣を身に付けなければ，個人成長はもとより組織成長も難しい．

▶スタッフ個人に委ねられた教育の場合，その個人が退職した時点で，個人に保有されている知識(個人知)が職場から消失する．そのため個人知の強化だけではなく，個人知と組織知が相互に補完し合いともに成長させるための仕組みづくりが不可欠となる．

▶これらの取り組みをナレッジマネジメント(知識経営)と呼んでいる．

▶理学療法士は，技術職であることから教科書や論文といった知識(形式知)のみならず，触診や理学療法技術など言葉に表出し難い知識(暗黙知)も重要であり，これらの知をいかに他のスタッフに移転するか，また新しい知識や技術を開発・創造するか，といった知の移転や育成が求められる．

●**OJT**：on the job training
●**Off-JT**：off the job training

▶これらの知の育成に向けた職場教育の方法には，職場で実際に仕事をしながら，先輩や上司から仕事に必要な知識や技術を習得していくOJT(職場内教育)と，職場を離れて外部の研修機関などに参加し，必要な知識や技術を獲得するOff-JT(職場外教育)がある．日常業務のみならず専門的知識習得の基本はOJTである．

▶OJTは，仕事を通して学べるために，研修と仕事の内容のずれが小さく，効率のよいトレーニングであり，よりよい人間関係の構築や日々の業務の中で継続的に実施できるメリットがある．

▶一方で，指導者の役割が大きく，①指導者の能力によりトレーニングの質にばらつきが出やすい，②業務の中で行うためとぎれとぎれと断片的な指導となり，業務の全体感を体系的に学びにくい，③必要な場面(または対象患者)が必要な時期に得られにくく計画的に進めにくい，といった難しさもある．

▶そのため現場ではOJTとOff-JT(OJTの補填)を組み合わせた計画が必要となる．

2 OJTの具体的なプロセス

▶OJTの具体的なプロセスは，山本五十六の名言である「して見せて，言って聞かせて，させてみて，ほめてやらねば，人は動かじ」に示される取り組みである．

▶「人は動かじ」というように「人(スタッフ)を動かす」ことが職場教育の目的であり，「して見せて，言って聞かせて，させてみて，ほめてやらねば」までが，その目的達成の手段となる．

▶「して見せて」とは，業務の全体像や獲得してほしい仕事を指導者がして見せることで，具体的な業務内容(達成目標)の全体感をイメージ化させることである．「言って聞か

E. 労務管理　7

せて」とは，業務内容や意味を相手の理解状況に合わせて具体的に説明することである．特に業務のプロセスを細かく分解して説明する．

►「させてみて」とは，実際にその業務を行わせることである．先に分解したプロセスをスタッフの能力に応じ，細かく刻んで段階的に体験させる．

►「ほめてやらねば」とは，評価やフィードバックを意味している．できなかったことに対しては，「何がよくなかったのか？」を一緒に考え，必要に応じて追加指導を行う．うまくいった場合は，ほめることはもちろんのこと，「何がよかったのか？」など成功の理由を一緒に考え，行動変容につながる具体的なフィードバックが大切となる．

►フィードバックは，対象とした行動の意識が鮮明なうちに行う．フィードバックの対象は，個人の性格や特質ではなく，言動（言葉，行動）である．どのような言動を修正する必要があるのかを明確に特定する．具体的に求める言動もチェックリスト化することがお互いの理解を進めやすくなる．

►一方，フィードバックのタイミングが遅れたり，公衆の面前でのフィードバックは，相手に恥をかかせることになるため避けなければならない．職場教育は，スタッフ一人ひとりが思いやりや尊敬し合う関係（関係の質）のうえに成り立っていることが前提となる．

3　OJTの標準化

►OJTは現場スタッフによる教育であることから，個人の知識や能力により指導内容がばらつく可能性がある．

►指導内容のばらつきを最小限に抑えるためには，職場教育の目的（達成目標），指導内容，指導方法，評価基準，計画表（実施期間）などをマニュアルや資料で標準化することが大切である．またマニュアルや資料は，定期的に作成側と活用側の意見交換を行い，最新の指導内容へと継続的に改善修正する．

►評価基準を明確にし，確認テストを行うことで，「何ができて，何ができないのか」といった具体的な行動変容のためのフィードバックを行う．

►一方，マニュアルなどの活用には，「画一的な人材育成になりかねない」と否定的な意見もあるが，あくまでも最低限の知識を揃えているだけであり，能力に応じて追加指導する．むしろ，指導時間の節約と指導内容の教え漏れなどをなくして，一定範囲での品質（行動の質）を保証するためのツールとなる．

E. 労務管理

►労務管理とは，職場の労働にまつわる様々な問題を管理者が日々のマネジメントの際に求められる視点である．

►労務管理の原理原則となるものが，労働基準法，労働契約法などの労働法からなる．労働基準法の総則には，労働条件の原則，労働条件の決定，均等待遇，男女同一賃金の原則などが規定されている．

►労働基準法をもとに各施設では「就業規則」があり，管理者は経営者と部下（スタッフ），両者の関係をその規則の中で調整する．

▶ 管理者は，部門の稼働率を検討する場合，特に労働時間や休暇・休日などの調整で悩むことが多い．加えて長くスタッフが勤続していく過程では，育児休暇や介護休暇といったライフステージごとの節目もあり，これらの時期においても働きやすい職場づくりも期待される．ここでは，「メンタルヘルス」「時間外労働」，そして「ハラスメント」について示す．

1 メンタルヘルス

▶ 労働環境の急激な変化に伴い仕事に対して強い不安やストレスを感じている人の割合は労働者の6割に及ぶ．その中でもメンタルヘルスに伴う休職や復職は大きな課題である．

▶ 労働安全衛生法の一部改正により，従業員50人以上の事業場については労働者の心理的な負担の程度を把握するため，医師，保健師などによる検査（ストレスチェック）の実施が，事業者に義務付けられた．

▶ ストレスチェックを実施した場合には，事業者は，検査結果を通知された労働者の希望に応じて医師による面接指導を実施し，医師の意見を聴いたうえで，必要な場合には，作業の転換，労働時間の短縮，その他の適切な就業上の措置を講じなければならないこととなった．

▶ 理学療法白書の報告では，回答者の約75％が何かしらのストレスを感じていることから，管理者には日頃からスタッフのメンタルヘルスへの配慮や注意が求められる．

2 時間外労働

▶ 時間外（残業時間）と呼ばれる労働時間には，各種会議，打ち合わせ，記録や報告書の作成，スタッフ教育など様々なことが影響している．

▶ 長時間労働は，疲労感やストレス蓄積の要因の一つになる可能性があるため，管理者はその削減に向けた方策を改善検討しなければならない．

▶ また一方で，部下への自己の時間管理（タイムマネジメント）教育も行い，時間内で業務を遂行できる能力育成も必要となる．

3 ハラスメント

▶ 一般にいわれているハラスメントとは，「相手に迷惑をかけること，嫌がらせ」のことであり，「自分の意に反した，不快にさせられること」である．その種類は30種類以上あるといわれる．ハラスメントには，「同じ職場で働く者に対して，職務上の地位や人間関係などの職場内の優位性を背景に，業務の適正な範囲を超えて，精神的・身体的苦痛を与える又は職場環境を悪化させる行為」であるパワーハラスメントや，「性的嫌がらせ」となるセクシュアルハラスメントが代表的である．

▶ スタッフ間の関係のみならず，実習指導においても学生へのハラスメントが潜んでおり，注意が必要である．ハラスメントにより被害を受けたスタッフの健康被害や離職による業務への影響，さらにはそれらが表面化することで企業イメージの低下にもつ

表1-1　代表的なハラスメント

ハラスメント名	略　名	内　容
パワーハラスメント	パワハラ	職務上の地位や人間関係などの優位性を背景に，適切な範囲を超えて苦痛を与えること．
セクシュアルハラスメント	セクハラ	性的嫌がらせのこと．
モラルハラスメント	モラハラ	言葉や態度などによって精神的な嫌がらせを行うこと．
パーソナルハラスメント	パーハラ	個人的趣向や容姿など，パーソナルな面について関して文句を付けたりいじめたりすること．
マタニティハラスメント	マタハラ	職場において，妊娠している，または出産した女性に対して行われる嫌がらせのこと．
アカデミックハラスメント	アカハラ	大学の教員や職員が，その立場を利用して学生に対して嫌がらせを行うこと．
エアーハラスメント	エアハラ	真剣な雰囲気や，和やかな雰囲気などを壊す発言や，態度を取ったりすること．

ながり，その被害は深刻となる．

▶管理者自身がハラスメントを理解し気を付けることはもちろんのこと，個人面談や相談窓口の設置での早期発見や早期対策のための仕組みづくりに加え，ハラスメント予防のための定期的なスタッフ教育も不可欠となる（表1-1）．

F. 管理者の力量と資質

▶管理者には，部門戦略達成に向けたマネジメントやリーダーシップが期待される．その際，仕組みを「考え」，人を動かすために「伝え」「調整」するといった力量や資質が求められる．ここでは，その代表例として「論理的思考力」「企画力」「プレゼンテーション力」「交渉力」そして「信頼感」について紹介する．

1 論理的思考力

▶「論理的思考力」とは，ひらめきや直感とは異なり，事実に基づいた複雑な問題解決能力や分かりやすく説明するためのコミュニケーション能力の基盤となるものである．そのため企画力，プレゼンテーション力，交渉力など以下に示す能力の基盤といえる．論理とは「根拠に基づいて何らかの主張（結論）が成立していること」であり，主張と根拠をつないでいる過程である．その過程を明確に説明できれば，主張への説得力が高まる．逆に，論理に飛躍がある場合やずれがある場合など，納得性が低く説得力に欠ける．

▶話の流れが論理的につながらず納得性が低下している状態とは，「なぜ，そう言い切れるのか？（根拠が不十分）」「果たしてそれだけか？（全体が網羅されていない）」という二つの疑問が生じている状態である．これではいくら力説しても相手を納得させることはできない．

▶論理的に進めるための思考として「演繹的思考（トップダウン的思考）」と「帰納的思考（ボトムアップ的思考）」があり，これらを組み合わせ納得性の高い主張へと組み立てる．

▶演繹的思考とは，一般的なルール（前提，根拠）に，目の前の事実をあてはめて，結論

を導く方法である．「誰もが知る常識や原理原則」が前提の場合は納得性が高まる．しかし，自分の経験を前提にするなど一般的でない場合，納得性は低下する．

▶ 帰納的思考とは，いくつかの事象から，共通点を抽出し，その共通点間の関係性から結論を導き出すものである．集めた情報に偏りや重複があると仮説の納得性が低下することから，誰から見ても全体がカバーされていて，漏れや重複がない状態（MECE）での情報収集が不可欠である．これら二つの疑問を常に意識した論理構成と説明ができれば納得性を高めやすい．

◉**MECE**：mutually exclusive and collectively exhaustive

2 企画力

▶ 「企画力」とは，上司や経営者トップ，他部門や他企業，利用者や消費者といった利害関係者に対して，新しい事業に対するビジョンや戦略，新しい商品のアイデアやコンセプトなどを作成，提案する力である．

▶ 「企画」において大切なことは，なぜその企画を進めなければならないのか？　が「魅力的な物語（ストーリー）」として伝わることである．それを読んだとき，読み手が面白いと感じ，想像力を掻きたてられ，様々な知恵が湧き，行動に駆りたてられる．そうした「企画書」をつくることでスタッフや組織を動かすことが可能となる．

3 プレゼンテーション力

▶ 「プレゼンテーション力」とは，誰に，何を，何のために，を明確に押さえ，自分の考えや提案を効果的に伝えるスキルである．聞き手の気持ちになって，その企画の意義や理由を魅力的な物語として説明することが求められる．

▶ シンプルで心に響くメッセージで人を動かすことができるリーダーもいるが，多少時間をかけてでもスタッフ一人ひとりが正しく認識できるように伝えることが大切である．企画力もこのプレゼンテーション力も論理的思考が基盤にあることはいうまでもない．加えて聞き手の理解できる用語を用いる，理解度を確認するなど，聞き手の目線に合わせた説明に心がけることも大切である．

4 交渉力

▶ 「交渉力」とは，お互いの求める結果や優先順位が食い違う場合，どちらかが相手を力ずくで強制するか，または関係を打ち切るかが考えられない限り，交渉に臨むこととなる．

▶ 「交渉」とは，2人以上の当事者が，お互いに異なる立場から，合意できる立ち位置（ポイント）まで動くプロセスである．その際に生じる「対立」のためのマネジメントともいえる．

▶ 「対立」には，イノベーションを促進するよい対立と人間関係の好き嫌いなどで生じるわるい対立がある．前者には，「認知のコンフリクト」と「条件のコンフリクト」が，後者には「感情のコンフリクト」がある．

a. 認知のコンフリクト

- ▶認知のコンフリクトとは，お互いの保有している情報や見解に違いを生じているコンフリクトで，お互いが保有する情報を共有し合うことで合意形成にいたる場合が多い．

b. 条件のコンフリクト

- ▶条件のコンフリクトとは，お互いの希望する条件が異なることで発生するコンフリクトである．そのため，お互いのメリットとデメリットから，Win-Winの関係で納得できる落とし所をみつけて合意することが目標となる．
- ▶つまり，相手の要望を真摯に受け止め，その条件の真の目的を探し，自分の条件の譲歩できる許容範囲と相手の許容範囲の譲歩の限界点を予測して，丁寧に対応することが合意形成につながりやすい．

c. 感情的コンフリクト

- ▶認知や条件のコンフリクトの場合は，認知や条件面の共有で合意形成を得られやすい．しかしながら，前向きな対立とはいえ，上下関係などで強引な合意形成を行っていると，徐々に「感情的コンフリクト」に発展する場合も少なくない．
- ▶感情的コンフリクトとは，業務とは関係なく「好き」「嫌い」といった個人的な要素で対立となる場合をいう．そうなるとお互いに緊張，苛立ち，憎しみなどに発展し，合意形成が難しくなる．管理者は，感情的なコンフリクトに移行しないよう「認知のコンフリクト」または「条件のコンフリクト」場面で早期対応しなければならない．

5 信頼感

- ▶信頼感とは，「その人に対して信頼できる，信頼して損はないという感情」を意味する．
- ▶身なりや言動，論理的思考など話の分かりやすさ，思いやりや丁寧な対応などで人は信頼感を持つ．そして，信頼感を持ち動いた結果の積み重ねで信頼感から「信頼」「信頼関係」へと醸成していく．
- ▶信頼の根底にある要因として，先の「理解を促す能力」が求められることはいうまでもないが，それ以上に，信用するに足る「誠実性」，言葉と行動が一致する「一貫性」，心から恩義を感じさせる「忠誠心」，事実の全容を裏表なくオープンに示すことのできる「開放性」が大切である．
- ▶信頼は，日々の行動の積み重なって築き上げられるものであり，一朝一夕につくりあげられるものではない．
- ▶管理者に指名されても信頼感がなければスタッフは動いてくれない．動いたとしても不安を持ちながら動くことになる．スタッフは，信頼関係を有した管理者のもとで一緒に働きたいと思うものである．そのため，管理者は，スタッフから「信頼」を獲得できるような行動を日々心がけなければならない．

G. リスクマネジメント論

1 マネジメントプロセス

- ▶ 理学療法プロセスの管理手法はほかの医療職と同様に先人の失敗経験によって築き上げられてきた.
- ▶ しかし，理学療法士の個人的価値観により左右されがちであり，この課題を克服するためにPDCAサイクルやPBL，コーチングなどの手法が用いられる.

●**PDCA**：plan do check act

●**PBL**：problem solving learning

2 医療事故の定義

a. 医療事故（アクシデント）

- ▶ 医療の全過程において発生する人身事故を指す. 対象には医療従事者も含む.

b. 医療過誤

- ▶ 医療事故発生の原因に医療機関や医療従事者の過失があるもの. 対象者に不利益や被害をもたらすもの.

c. インシデント

- ▶ 医療事故，および事故になる可能性のあったもの（ヒヤリ・ハット）.

3 ミステイクとスリップ

- ▶ エラーには本人の意図に反して起こるヒューマンエラーと勘違いや思い込みによるミステイク，無意識に起こるスリップがある.
- ▶ これらは完全に排除することは困難であると認識し，発生してしまった場合の対応策などを事前に考えておくことが重要である.

4 ハインリッヒの法則とバードの法則

- ▶ ハインリッヒの法則とは，1929年にハーバード・ウィリアム・ハインリッヒ Herbert William Heinrich が導きだした法則で，1件の重大事故の背後には29件の軽度の事故と300件のインシデント（ヒヤリ・ハット，事故にいたる可能性があった事象）があるとしている. さらに，300件のインシデントの背後には数千の不安全行動や不安全状態があることも指摘している（図1-4a）.
- ▶ また，バードBirdは175万件の事故報告の分析から重傷または廃失，傷害，物損のみ，傷害も物損もない事故は1：10：30：600で起こることとしている（バードの法則，図1-4b）.
- ▶ これらの法則から重大事故の背後には無数のインシデントが発生しており，いかにその情報を把握し，迅速かつ的確に対応策をとるか，さらに日ごろの業務の中でインシ

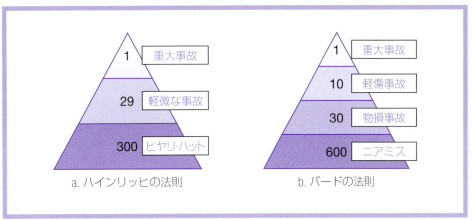

図1-4. ハインリッヒの法則とバードの法則

デントを減らすことが重要であることが分かるだろう．

5 インシデントの報告

- インシデント・レポート作成の目的は，情報を施設全体で共有し，インシデントの再発防止，ひいては医療事故（アクシデント）防止につなげることである．
- しかし，アクシデントと異なりインシデントにはささいなものも含まれるため，積極的に報告されることは少ない．
- 新人スタッフはベテランスタッフの指導のもと，ささいなインシデントも報告するが，経験が豊富なスタッフほど報告に消極的になりがちである．
- そのため，管理者は報告しやすい環境をつくることが重要である．
- インシデント・レポート作成は多くの病院で義務付けられており，その書式もあらかじめ用意されていることが多い．
- 図1-5に一般的な病院全体のインシデント・レポートの一例を示すが，注意喚起のためにはリハビリテーション科の特性に応じた独自なレポート様式を用意することも効果的である．

6 医療安全管理チーム

- 医療事故の事後的な対応とともに，安全体制の構築や安全文化を医療機関内に根付かせ機能させることを目的に医療安全管理チームを設置する病院が増えてきている．
- 医療安全管理チームは，医師，理学療法士，看護師，医療ソーシャルワーカー，管理栄養士，作業療法士などの医療にかかわる多くの職種で構成されている．
- この中で理学療法士は転倒や転落などの予防のため，患者の身体機能の評価はもちろん，床面や履物などの環境評価も行う．また，移動（歩行，車椅子走行）や移乗（車椅子からベッドやトイレなどへ）などの場面での役割が期待されている．

インシデント・レポート(様式例)

報告年月日　　　年　　　月　　　　日

＊当事者又は責任者が該当箇所の□に✓を記入

問題発生日時　　　年　　　月　　　日(　　曜日)　午前・午後　　時　　分

患者の性別	□	1	男	□	2	女						
患者の年齢	□	1	1歳未満	□	2	1～6歳未満	□	3	6～15歳未満	□	4	15～65歳未満
	□	5	65～80歳未満	□	6	80歳以上						
患者区分	□	1	入院患者	□	2	外来患者	□	3	その他			
主たる疾患臓器	□	1	脳	□	2	脊髄	□	3	食道	□	4	胃
	□	5	小腸	□	6	大腸	□	7	十二指腸	□	8	胆のう
	□	9	すい臓	□	10	肝臓	□	11	気管	□	12	肺
	□	13	心臓	□	14	血管	□	15	腎臓	□	16	膀胱
	□	17	子宮	□	18	卵巣	□	19	乳房	□	20	骨関節
	□	21	血液	□	22	眼	□	23	耳鼻咽喉	□	24	耳
	□	25	鼻	□	26	喉	□	27	皮膚	□	28	分娩
	□	29	歯・口腔	□	30	甲状腺	□	31	その他			
患者の転帰	□	1	死亡	□	2	後遺障害	□	3	治癒	□	4	その他
問題発生場所	□	1	診察室	□	2	手術室	□	3	検査室	□	4	病棟
	□	5	処置室	□	6	回復室	□	7	ICU	□	8	その他
内　容	□	1	療養指導	□	2	診察・診断	□	3	処置・手術	□	4	麻酔
	□	5	注射・採血	□	6	点滴	□	7	輸血	□	8	リハビリテーション
	□	9	患者管理	□	10	その他						
原　因	□	1	時機誤り	□	2	手技ミス	□	3	適応誤り	□	4	用法・用量誤り
	□	5	説明義務違反	□	6	指示ミス	□	7	指示受けミス	□	8	観察怠慢
	□	9	操作ミス	□	10	器材管理ミス	□	11	施設管理ミス	□	12	取り違い
	□	13	その他									
背景要因	□	1	医師間の連携	□	2	他部門との連携	□	3	診療記録の管理	□	4	報告指示
	□	5	医師への信頼	□	6	医師の対応	□	7	看護師の対応	□	8	その他職員対応
	□	9	医師の説明	□	10	看護師の説明	□	11	その他職員説明	□	12	事務管理体制
	□	13	勤務体制	□	14	教育・訓練	□	15	管理指針の整備	□	16	機器の操作
	□	17	機器の保守	□	18	その他						

＊このレポートは報告事実に対して報告者個人の責任を問うものではありません

図 1-5. インシデント・レポート(大阪府)

7　初期対応と事故報告

▶ 事故が起こってしまった場合には，医師の指示や看護師の応援を仰ぎ，対応処置に全力をつくすとともに，患者，患者家族などに誠意ある態度で状況の説明をしなくてはならない.

▶ また，所定の部署に早急に報告し，発生後24時間以内に報告書を提出する.

▶ この報告書は簡潔な文言で，文章は短く5W1Hを意識し，事象が生じた後できるだけ迅速に時系列に沿って作成する. そして，詳細な状況と事実を忠実に記し，自身の

G. リスクマネジメント論　15

<table>
<tr><td colspan="3" align="center">医 療 事 故 報 告 書（様式例）</td></tr>
<tr><td colspan="3" align="right">報告年月日　　年　　月　　日</td></tr>
</table>

医 療 事 故 報 告 書（様式例）

報告年月日　　年　　月　　日

報告者 （当事者）	所　属		診療科	科
	職　種	医師・看護師・助産師・その他（　　　　）		
	氏　名		経験年数　　年	
患者	氏　名	（男・女）	ID番号	
	疾患名			

患者への影響レベル		状　　況
数字に○を 記入	1	ミスをしたが，患者への実害なし．ただ心情面で配慮必要．
	2	事故が生じたが治療の必要なし．観察強化必要又は検査必要．
	3	事故により傷害が発生，治療が必要．
	4	事故により傷害が発生，治療を行ったが重大な後遺症あり．
	5	事故により死亡．
	不明	3〜5のいずれか不明

事故の内容	診察，診断・検査・処置・手術・麻酔・与薬・注射・
	採血・点滴・輸血輸液・人工呼吸器・引継ぎ・申送り・その他（　　　　）
	問題発生 日時　　　　年　　月　　日（　曜日）午前・午後　　時　　分
	（詳細に）
緊急に 行った処置	
事故原因	
患者側の 意思表示	

図 1-6．医療事故報告書（大阪府）

考えや憶測を入れてはいけない．

▶ 最終的にはきっかけとなった原因の分析や再発防止のための方法について当該部門で話し合いの場を設けることも必要である．

▶ 図1-6に医療事故報告書の一例を示す．

16 第1章 管理運営

> **迅速かつ正確な報告書の作成のために**
> 日々の出来事やアイデアなどを簡潔にまとめることの繰り返しが迅速な報告書作成につながる．また，時間や数値データなどの忘れやすいものをメモすることで正確に物事を伝えることができるようになる．これらのことから，いかに日ごろの習慣が，迅速かつ正確な報告書の作成に大きな影響を与えているかが分かるだろう．

> **損害賠償**
> 病院で起こる事故については病院が加入している保険で賠償する場合もあるが，個人の責任として病院側や被害者側から訴えられる場合もある．そのため，公益社団法人日本理学療法士協会では「理学療法士賠償責任保険」が会員に自動的に付加されている．

8 事故予防教育

► 医療事故などを予防，防止するためには職員一人ひとりの資質と技能水準の向上はもちろん組織が一丸となって取り組むことが重要である．

a. 職員に対する教育

► 役職や立場にかかわらず自己啓発と資質向上に努めるよう指導する．
► 公益社団法人日本リハビリテーション医学会が推奨するリハビリテーション・リスクマネジメントシート（図1-7）などを用いてチェックすることも有効である．

b. 組織に対する教育

► アクシデント事例などについて定期的かつ計画的な研修を行う．この研修は新任職員や経年別に行うものと施設全体で行うものとにわける．
► スタッフ全員が感染予防キットなどに習熟できるように練習する．
► アクシデントが発生時の対応や救急処置の研修を日ごろから行う．

> **リハビリテーション場面における医療事故・インシデント**
> リハビリテーション場面における医療事故などの実例を紹介する．
> ＜事案その1＞
> リハビリテーション室内に設置の車椅子用のトイレにおいて，患者がトイレと車椅子の間にずり落ちてしまった．打撲などは確認されず，経過観察となった．
> ＊発生の経緯
> ・患者はトイレ動作は自立だが，移乗動作に監視や軽介護が必要なため，理学療法士がトイレ移乗まで付き添った．また，リハビリテーション室でのトイレ動作は初回であった．
> ・理学療法士は別件のため一時的にその場を離れなければならず「一緒に車椅子に戻るので，トイレが終わったらそのまま待っていてください」といい，その場を離れてしまった．

G. リスクマネジメント論　　**17**

リハビリテーション・リスクマネジメントシート

(1)全身状態の悪化(訓練中の急変, 意識障害, 血圧低下, 呼吸困難, 感染など)の可能性
　　□発症早期, □進行性疾患, □意識障害, □循環器・呼吸器・消化器系など内部
　　臓器疾患の既往・合併, □発熱, □疼痛, □自律神経障害, □糖尿病血糖コントロー
　　ル不良, □薬物変更(抗痙攣剤・降圧剤など)　　　　　　　□あり, □なし

(2)MRSA などの感染症
　　□MRSA, □B型肝炎, □C型肝炎, □梅毒, □その他(　　　　　　)
　　　　　　　　　　　　　　　　　　　　　　　　□あり, □不明, □なし

(3)転倒・転落・骨折
　　①転倒したことがある(入院前または入院後)……………… 3点 ┐
　　②歩行に介助または補助具が必要である ……………… 2点 │
　　③判断力が低下している(記憶・理解・注意力低下, せん妄, 不穏)… 2点 │得点
　　④日常生活に影響する視力障害がある ……………… 1点 ├合計 ＿＿＿点
　　⑤頻尿・尿失禁がある. または排尿動作に介助が必要である … 1点 │
　　⑥薬(睡眠・精神安定薬, 降圧・利尿薬)を服用している ……… 1点 ┘
　　　□よく起こす(7〜10), □起こしやすい(4〜6), □起こす可能性がある(0〜3)

(4)医療行為に起因する外傷, 熱傷などの危険性
　　　□意思疎通が困難(意識障害・認知障害・失語症・乳幼児など), □感覚障害がある,
　　　□拘縮・変形がある, □高度の骨粗鬆症がある, □運動器疾患の既往がある,
　　　□チューブが留置されている, □補装具・日常生活用具を使用している,
　　　□術後早期の患者　　　　　　　　　　　　　　　□あり, □なし

(5)誤嚥(窒息)・の危険性
　　　□意識障害がある, □高齢者, □大脳両側性病変・脳幹部病変がある, □流涎が
　　　ある, □繰り返す肺炎, □構音障害がある, □食事が1時間以上かかる, □むせる,
　　　□食中・食後に咳が集中する, □食べこぼしが多い, □長時間口腔に貯め込む,
　　　□嘔吐　　　　　　　　　　　　　　　　　　　□可能性あり, □なし

(6)患者の取り違えの可能性
　　　□同姓同名の患者がいる, □意思疎通が困難(高齢者・高次脳機能障害者・意識障
　　　害など)　　　　　　　　　　　　　　　　　　　□あり, □なし

(7)離院・離棟の可能性:
　　　□離院の既往, □認知症・精神遅滞・うつ・認知障害(地誌失認など),
　　　□治療・処置に対する不安・不満　　　　　　　　□あり, □なし

(8)病名・経過・リハビリテーション目標・リスクなどの説明
　　　　　　　　　　　　　　　　　　　　　　□本人, □家族, □なし

(9)その他のリスク

図1-7. リハビリテーション・リスクマネジメントシート

MRSA：methicillin-resistant *Staphylococcus aureus*（メチシリン耐性黄色ブドウ球菌）
リハビリテーション医学会を中心に, 関連する学会により作成された. 内容は急変への対応だけではなく, 転倒を含む医療事故も含まれている.
[日本リハビリテーション医学会 診療ガイドライン委員会：リハビリテーション医療における安全管理・推進のためのガイドライン. p.17. 医歯薬出版, 2006より引用]

18　第1章　管理運営

- 患者は理学療法士のいうことは理解していたが，トイレが頻回で迷惑をかけたくないとの思いから自力で車椅子に戻れると判断してしまい，移乗を試みるが失敗してしまった.
- ＊発生の要因
- 理学療法士が，患者とのコミュニケーションに問題はなく，指示に従ってくれるだろうと思い込み，トイレ動作や性格などについて詳細な評価ができていないにもかかわらず，リハビリテーション室でのトイレ動作が初回だというのに，その場を離れてしまったことが考えられる.
- ＊再発防止策
- リハビリテーション室でのトイレ動作が初回の場合は，評価することも含めて必ず担当理学療法士の監視下にて行うようにする.
- 急に別件が入った場合はほかのスタッフに声をかけるなど応援を要請する.

＜事案その2＞

　患者がエルゴメーターを使用中，バランスを崩してエルゴメーターごと転倒しかけた.

- ＊発生の経緯
- 患者の背が高いにもかかわらず，サドルをかなり上げて使用していたため，重心が高くなり不安定だった.
- 最近購入したエルゴメーターの足幅は安定しているが，当該エルゴメーターは古いタイプで，足幅が狭く横揺れに弱いタイプであった.
- ＊発生の要因
- 理学療法士が患者の体格を鑑みてエルゴメーターをセットしていなかったことや，古い機器に対する知識に乏しかったことが要因と考えられる.
- ＊再発防止策
- 安定性を高めるためにエルゴメーターに支え棒や足幅を広げる工夫をする.
- 身長が高い患者には，安定性の高いエルゴメーターを使用する.
- 機器については，新旧を問わずその特徴や使用方法の周知を徹底する.

H. 感染予防

1 感染予防キット

▶ 一般的に市販されている感染予防キットは，使い捨て手袋，使い捨てガウン，使い捨てマスク，使い捨てシューズカバー，ポリ袋，ペーパータオル，マニュアルなどからなる.

▶ また，「ノロウイルス感染対策キット」(図1-8)のように用途に合わせたキットもある.

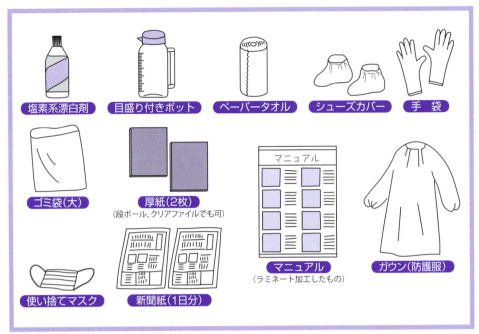

図1-8. ノロウイルス感染対策キット

2 感染症患者治療後の管理

▶ 一般的に病院などでは**スタンダード・プリコーション**(standard precaution, 標準予防措置策)のもと, 患者の感染症対策が行われている.

▶ スタンダード・プリコーションでは①感染源となりうるすべての湿性生体物質(血液, 精液, 膣分泌物, 羊水, 唾液, 消化液, 痰, 鼻汁, 涙, 便など)とそれらが付着している可能性があるもの, ②すべての粘膜(口, 鼻, 眼, 膣, 消化管, 直腸・肛門), ③損傷のある健常でない皮膚, を感染する危険性のあるものとして取り扱う.

▶ 通常は, 創傷や発疹・手荒れのない健常な皮膚, 健常な皮膚からの汗, 肉眼的に汚染のない床, 壁, 天井などは感染源になりにくいものとしている. また, 被覆・閉鎖され表面が湿っていない創傷も感染源になりにくいものとされている.

●CDC:Centers for Disease Control and Prevention

スタンダード・プリコーション

　1985年にHIV感染予防のために米国CDC(国立疾病予防センター)がユニバーサル・プリコーションuniversal precautionを提唱した. ユニバーサル・プリコーションでは血液だけでなく患者の体液, 排泄物も対象としている.
　現在ではユニバーサル・プリコーションの考え方をもとにして1996年に米国防疫センターが提唱したスタンダード・プリコーションの考え方が感染予防の基本となっている. スタンダード・プリコーションでは感染源(血液や体液, 排泄物)のみならず手洗いや結核予防などの具体的な予防策も盛り込まれている.

3 環境整備

▶ 感染源となりうるものとの接触はできる限り少なくすることが推奨されており，一般的な設備も表1-2のように整備することが推奨されている．

表1-2．リハビリテーション施設環境整備の例

水 栓	センサー式，肘押し式，足踏み式とする．
タオル	ペーパータオル（**ディスポーザル**タオル）の汚染防止のため壁に設置する．
ゴミ箱	足踏み式の開閉口とする．
ド ア	自動ドアとする．トイレの出入り口はドアなしにする．

学習到達度自己評価問題

- 今日の医療における主な経営課題を三つあげなさい．
- 組織図は組織の何を示しているのか，簡単に説明しなさい．
- 質の低下の要因を二つあげなさい．
- ダニエル・キムの「組織の成功循環モデル」を構成する「四つの質」をあげなさい．
- 狭義の教育と広義の教育について説明しなさい．
- 知識の種類としての「暗黙知」と「形式知」を説明しなさい．
- OJTとOff-JTの意味と役割を説明しなさい．
- 厚生労働省が示すパワーハラスメントの定義を説明しなさい．
- 交渉の際に生じる対立（コンフリクト）の種類をあげなさい．
- ハインリッヒの法則について説明しなさい．
- 「ベッドサイドでのリハビリテーションの最中，左下肢を保持して持ち上げようとしたら皮膚剥離になってしまった」この事案について，発生の要因と改善策について考えなさい．

2 良質な医療の提供

学習の目標

- ▶ コミュニケーションの目的と方法について理解する.
- ▶ コミュニケーションの三つのスキルについて理解する.
- ▶ BSC（バランスト・スコアカード）について概要を理解する.
- ▶ SWOT分析の目的を理解する.
- ▶ SWOT分析の方法と手順を理解する.
- ▶ クロスSWOT分析から独自の戦略を立案できるようにする.
- ▶ 病院機能評価の概要を理解する.
- ▶ IOS9000シリーズについて理解する.
- ▶ JCIについて理解する.
- ▶ 良質な医療を提供するための様々な概念・システムを理解する.

A. コミュニケーションスキル

1 コミュニケーションとは

- ▶ コミュニケーションcommunicationとは,「様々な情報を様々な方法で伝達し合うこと」であり, コミュニケーションスキルcommunication skillとは,「コミュニケーションを円滑に行うための能力」のことである.
- ▶ コミュニケーションには, 集団や組織における社会レベルのコミュニケーションから個人レベルのコミュニケーションまで多岐にわたるが, わが国では個の人間同士で情報交換を行う「対人コミュニケーション」を指すことが多い.
- ▶ コミュニケーションを図るには「お互いに伝達し合うこと」が重要であり,「相手に情報を伝える」だけではなく,「相手の情報を理解する」ことが大切である. また, コミュニケーションを図る最終目標は「情報を共有し, お互いを理解し合いながら信頼関係を構築すること」である.
- ▶ 理学療法士は比較的患者と接している時間が長く, 良質な医療を提供するうえで他職種との連携も必要であることから, コミュニケーションスキルは必須の能力といえよう.

表2-1. コミュニケーションの方法

伝達手段	具体例	分　類
① 言語	日本語，外国語，論理的な組み立て，言葉使い	言　語
② 声	大きさ，速さ，高さ，抑揚	非言語
③ 表情	笑顔，深刻，怒り，哀愁，喜び	
④ 文字	筆跡(大きさ，形，筆圧)，行間	
⑤ 仕草	身振り，手振り，姿勢，視線	
⑥ におい	香水，衣類用洗剤(柔軟剤)，汗	
⑦ ファッション	服装，髪型，メイク，アクセサリー	
⑧ スキンシップ	握手，抱擁，腕や肩を組む	

2 コミュニケーションの方法

▶コミュニケーションの方法(手段)には以下が含まれる(表2-1). 言語(バーバル)による論理的な組み立てだけではなく，非言語(ノンバーバル)の部分にも多くの情報があることを決して忘れてはならない.

3 コミュニケーションスキル

▶コミュニケーションスキルは相手の情報を「見るスキル」「聴くスキル」，自分の情報を相手に「伝えるスキル」の三つからなる.

a. 見るスキル

▶見るスキルを養うことで，言語を交わさずとも相手の体格や服装，姿勢，動作などから生活レベルや身体の状態などを推察することができる.

▶相手の発する言語情報と合わせて表情や身振りなどの非言語情報を理解することで，相手がどのような精神，身体状態なのかを推測する精度を上げることができる(図2-1).

▶自分が発した情報に対して，相手の反応として表される非言語情報を理解することで，自ら発信した情報に対して相手がどのように感じたのか推察することができる.

▶見ることで得た情報は観察者の推測にすぎないため，必要に応じて相手に確認し，真実を聞き出すことも必要となる.

b. 聴くスキル

▶「きく」という行為には音が耳に入ってきて聞こえる「聞く」と，相手の話に注意を向けて行う「聴く」が存在するが，相手の情報を漏らさずに得るには後者が重要となる. また相手に尋ねるという意味の「訊く」も合わせることで，多くの情報を得ることができる(表2-2).

▶相手から情報を得るためには，まず聴く側が相手に興味を抱き，注意深く傾聴できる態勢を整え，相手の話をすべて受け入れるという心持ちをつくることが最初となる.

▶言語的な意味を理解することも重要であるが，話し手の声の大小や話す速度，抑揚な

A. コミュニケーションスキル　23

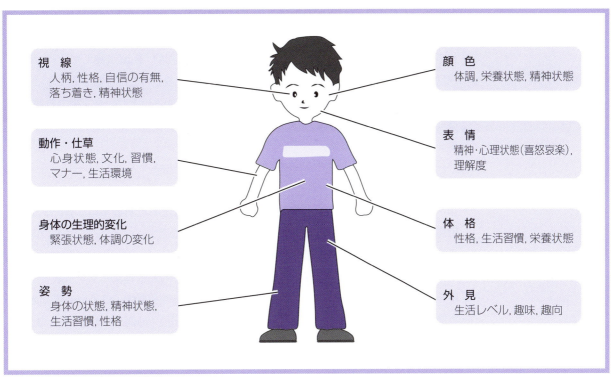

図2-1. 見ることで得られる情報

表2-2. 傾聴に必要な項目

段階	スキル	内容
非言語での反応	聴くための基本的態度	正しい姿勢（腕や足を組まない）で聴いている.
		相手の話に興味をもって聴いている.
		話をする相手のほうに，顔だけではなく身体も向けている.
		相手の目の高さを同じにして聴いている.
		相手を見ながら聴いている.
		相手の話をさえぎらずに最後まで聴いている.
	聴くための基本的技術	相手が話をしやすいように，リラックスした状態をつくっている.
		アイコンタクトをしながら聴いている.
		頷きながら聴いている.
		相手のペースに合わせて聴いている.
		相手に共感しながら聴いている.
心での反応	感じ取る力	相手の心の声（本音）を感じながら聴いている.
	読み取る力	言語情報だけでなく，非言語情報を読み取りながら聴いている.
言語での反応	聴くための基本的技術	相づちを打ちながら聴いている.
		相手の発言が自分の理解と合っているか確認を行っている.
		聴くだけではなく，時折質問（訊く）している.
		相手の話を聴くだけでなく，自分の話もしている.
自己内対話への反応	メタ認知*能力	自分の心の声ではなく，集中して相手に注意を向けながら聴いている.
		聴きながら判断や評価することに忙しくならずに，相手の情報をしっかりと受け取りながら聴いている.

●**メタ認知**：自分自身の状況を客観的に認識できる能力

ど声そのものから得られる非言語の情報を理解することで，言語的意味をより深く読み取ることができる．

► 相手の話に合わせて，聞き手は「頷き」を入れることで，話し手は「共感してくれている」「受け入れられている」といった肯定的な感情が生じ，多くのことを話せるようになる．

► 相手の話の間に，聞き手は「はい」「そうなんですね」「なるほど」などの「相づち」を入れることで，話し手に対して「自分は理解している」「関心を持っています」という意思表示をすることができる．

c. 伝えるスキル

► 相手にしっかりと情報を伝えるためには，①情報を伝えるための事前準備，②実際に情報を伝える，③実際に正しい情報が伝わったのか確認する，という三つの段階で行う．自分の情報を相手に正しく理解してもらって初めて「伝えた」ことになる．

► 事前準備では，伝えたい内容を明確にし，伝える相手の立場に立ちながら話をする順序を組み立てる．また，相手が聴く体制になっているか確認することも必要である．

► 実際に伝える際には，一方的な発言とならないよう相手の反応をよく観察しながら，時には相手がしっかりと理解しているか確認するなどして情報を伝達するとよい．

► 心を込めて，誠実に，率直に相手に伝える．

► 伝えた後には相手が理解できたか確認をし，真剣に話を聴いてくれたこと，聴くために時間を割いてくれたことなど，相手に対して「ありがとうございます」と感謝の気持ちを伝えることが大切である．

4 コミュニケーションのコツ

► コミュニケーションが苦手と感じている人は，苦手意識を克服するために，まず挨拶をしっかりと行えるように練習をするとよい．挨拶は文言が決まっており短いやり取りだが，声の大きさやお辞儀の姿勢など非言語の部分に注意して行うことで，自分の情報を相手に伝えることができる．誰にでも自分から挨拶できるように心がけたい．

► 相手からの情報を上手く引き出せない場合には，自己開示（自分の話をする）を行うことで，相手の自己開示を促すことができる．特に信頼関係が構築できていない相手であれば，自分から心を開くことで，相手も同調し，心の距離が近づくことも多い．

► 会話の最後には話し手は「話を聴いてくれてありがとう」，聴き手は「話してくれてありがとう」とお互いに感謝し合うことで，次回以降のコミュニケーションも円滑となる．

B. BSCによる目標管理

● **BSC**：balanced score card

1 BSCの生まれた背景

► 形ある資産に重きをおいていた工業化時代では，企業の状態を業績評価指標（総資本利益率など）で監視することで十分であったが，情報化時代が到来すると，形あるものではなく無形資産を有効活用することが必須となった．

► このような背景から1992年にキャプラン Kaplan とノートン Norton が業績評価シス

テムとしてバランスト・スコアカード（BSC）を発表した．

▶現在ではBSCの概念は企業のビジョンと戦略を明らかにし，目標達成をさせるための戦略マネジメントシステムとされている．

▶BSCでは財務の視点，利用者の視点，業務プロセスの視点，人材と変革の視点の四つの視点から戦略を立てる．特に財務の視点を高めるためには，これ以外の三つの視点（利用者，業務プロセス，人材と変革）を高めることが必要である（後述）．

▶BSCのバランスとは財務指標と非財務指標のバランス，過去と未来のバランス，内部と外部のバランス，組織間のバランスを指している．これらは企業の状態を判定するものである．

▶元々BSCは経営の管理のために生まれた考え方であるが，理学療法の管理においても応用することができる．

2 目標管理とは

●**MBO**：management by objectivities

▶目標を実現するために組織の役割分担を決め，それぞれの部署ごとに指示を落とし込んだ目標を，構成員自らの自発性を尊重しながら決定し，目標の達成を自主的に統制していくシステムのことを目標管理という．英語では，MBOといい，目標はノルマという扱いではなく，あくまでもツールとして用いるものであるといわれる．それは，自分自身でつくった目標に向かって，自主的に動くことが本来の意味である．

▶BSCとの関係については，BSCそれ自体が戦略を支援するツールであり，BSCを用いて戦略と個人の行動目標を結び付けて行く．

3 ビジョンの提示から目標達成への道 (図2-2)

●**ビジョン**：ビジョンは，「将来の構想や展望」と言い換えられる．ここでいう構想は，「これから行おうとしていることの実現方法などを考え，骨組みをまとめること」，展望は「物事の見通し」，すなわち，「これからどうするのか」や「将来どうなっているのか」を意味する．具体的には，自らに課したミッションに対して向かうべき方向を示したもので，基本理念，基本方針・目標などを指している．

▶最初に掲げたビジョン*（どうなりたいか）に対し，そのために戦略（何をするのかを）具体的に設定する．

▶ビジョンと戦略の間に，戦略策定を用いる場合がある．

▶戦略策定する際には，戦略的ツールである**SWOT分析**と**クロス分析**(p.28 参照)を用いて環境分析を行う．ここでの環境分析とは外部環境と内部環境(p.28 参照)の分析を指す．

▶分析の結果，取り組むべき目標を達成するのに決定的な影響を与える要因（重要成功要因）を発見し，**強み，弱み，チャンス，脅威**などを明確にして，方向性を明らかにする．

●**戦略目標**：戦略目標とは，内部環境，外部環境の把握のために行う環境分析およびSWOT分析やクロス分析によって，強み，弱み，チャンス，脅威などを明らかにしたうえで，ビジョン実現のために設定するものである．

▶事前に設定したビジョンを実現するために，四つの視点ごとに戦略目標*，重要成功要因，業績評価指標，基準値，アクションプランへと展開していく．

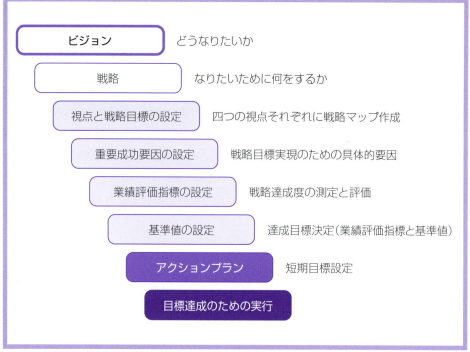

図2-2. ビジョン提示から目標達成への道

4 BSCの特徴

a. BSCの四つの視点(「財務」「利用者」「業務プロセス」「人材と変革」)(図2-3)

▶ 財務の視点とは,財務状況をどう改善していくかという視点である.理学療法がかかわる分野では病院においては診療報酬,介護保健施設では介護報酬が財務にあたる.
▶ 利用者の視点とは,利用者からみた場合,企業を評価するという視点である.理学療法においては,患者・利用者が病院などの施設,またそこで提供されるサービスを評価する視点である.
▶ 業務プロセスの視点とは,利用者の視点の目標実現のために,組織として仕事の進め方を洗練化することによって得られる効果をどのように設定し進めていくかという視点である.具体的には,利用者(患者)満足度の高い商品(サービス)をいかに効率的に利用者(患者)に届けるかということである.
▶ 人材と変革の視点とは,実践の場で実力を発揮できる能力をどう向上させていくかという視点である.人材の成長を図ることで,利用者に良質なサービスを届ける経営資源が揃うことになる.
▶ 医療などにおいてまず利用者ありきであり,利用者満足のため施設内部の業務プロセスの効率を高めることが大切である.
▶ また,その主役である人材が実践の場で実力を発揮できるよう成長することが根本的な問題である.
▶ 人材の成長が業務プロセスの向上や患者満足につながり,最終的には財務状況の向上に結びつく.

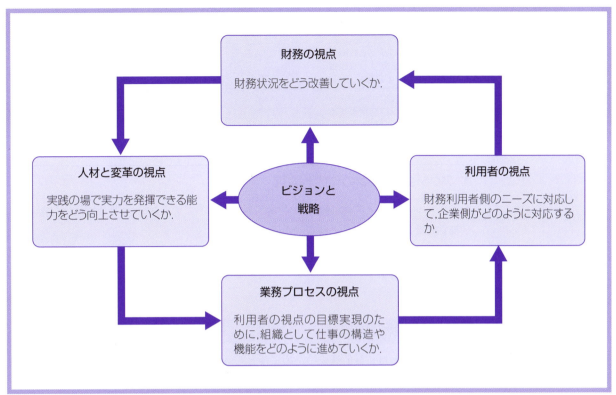

図 2-3. 四つの視点と相互関係

b. 重要成功要因の設定

▶ 取り組むべき目標を達成するのに決定的な影響を与える要因を重要成功要因という．
▶ 重要成功要因の設定とは，戦略目標実現のために必要かつ重要な具体的要因を分析し，明確にすることである．
▶ ビジョンが決定され，それを達成するために目標をつくり，目標達成のための重要成功要因を議論する中で明らかにし，そのうえでのアクションプランを計画する．重要成功要因とアクションプランはリンクする．

c. 業績評価指標と基準値

▶ 業務評価指標とは，業務プロセスの目標達成に向けて，適切に実施されているか途中で測定する基準のことである．
▶ 業績評価指標は戦略目標を実現するため，ビジョン，戦略および四つの視点における戦略目標を実現する内容でなくてはならない．
▶ 業績評価指標の設定では，戦略目標と重要成功要因との関係の整合性や因果関係を保っているか，短期目標などとのバランスが大切である．
▶ 目標達成のための業績評価指標と指標が目指す基準値を決める．
▶ 具体的な数値として業績評価指標の基準値を示すことで，目標の達成が明確化される．
▶ 例えば，利用者満足度などでアンケート調査を実施し，ある一定の点数を基準値として設定することで，明確な個人の行動指針を示すことができる．

28   第2章　良質な医療の提供

表 2-3. SWOT 分析

	好影響	悪影響
内部環境 (努力で変わる)	強み(S: strength) 目的に対して自組織 のよい点	弱み(W: weakness) 目的に対する自組織 の問題点
外部環境 (努力しても 変わらない)	機会(O: opportunity) 目的に対して追い風 となる要素	脅威(T: threat) 目的達成を阻害する 要素

表 2-4. クロス SWOT 分析

	強み(S: strength)	弱み(W: weakness)
機会 (O: opportunity)	O×S(機会×強み) 積極的戦略	O×W(機会×弱み) 改善戦略
脅威 (T: threat)	T×S(脅威×強み) 差別化戦略	T×W(脅威×弱み) 致命傷回避・撤退縮 小戦略

d. アクションプランの作成と実行

► アクションプランでは「誰が，いつまでに，何を，どうするか」を具体的に明らかにし，視覚化を図って，実行計画が分かるようにする．

► アクションプランは，重要成功要因に焦点をあてることが重要である．重要成功要因とアクションプランがマッチングするからである．

5 戦略マップ

► 戦略マップとは，目的達成のために落とし込んだバランスト・スコアカードの業績評価指標の相互の関係性を示したものである．

► 戦略マップの構成は，四段となっている(四つの視点)．下から「人材と変革の視点」「業務プロセスの視点」「利用者の視点」「財務の視点」となっており，課題が立体的に可視化できることが特徴である．

C. SWOT分析

1 SWOT分析とは

► SWOT分析とは1960年代に米国で開発された分析方法であり，組織が現状について分析したり，目的に対する適切な戦略を形成したりするためのツールである．

► SWOT分析は組織の内部環境に関する強み(S：strength)と弱み(W：weakness)，またその組織の外部環境に関する機会(O：opportunity)と脅威(T：threat)の四つの項目の頭文字をとったものであり，それぞれ「好影響」と「悪影響」の概念が付随する．

► 内部環境とは，自組織の努力によって変化させることのできる要素のことを指し，外部環境とは政治的背景や社会情勢，制度，周辺環境の変化，患者ニーズの変化など自組織の努力では変えられない要素のことを指す(表2-3).

► 自組織の分析をする際，問題点を洗い出し，改善策に執着しがちだが，SWOT分析では自組織の強みについて視点を向けることで，現状から前進する戦略につながることがメリットである．

► また，外的環境と内部環境を合わせて分析することを「クロスSWOT分析」と呼び，自組織が向かっていく方向や優先的に行わなければならない事案を網羅的に捉え，新たな戦略を立案することができる(表2-4).

► 積極的戦略(機会×強み)は，今後発展する可能性やチャンスに対して自組織の強み

を活かした戦略である.

► 改善戦略(機会×弱み)は,今後発展する可能性やチャンスがあるにもかかわらず,弱みが制限因子となっているため,改善してチャンスをつかむ戦略である.

► 差別化戦略(脅威×強み)は,今後も脅威が存在することから,他組織は着手しない可能性があるため,自組織の強みを活かして他組織と差別化を行う戦略である.

► 致命傷回避・撤退縮小戦略(脅威×弱み)は,今後の脅威やリスクがあるにもかかわらず,自組織の弱みが災いして,危険な状態となっている部分を改善し打開する戦略である.

2 SWOT分析の手順

► 施設全体の戦略に対するSWOT分析には様々な職種が参加し,部署内の戦略に対するSWOT分析には,様々な年代のスタッフが参加することで,多方面からの意見が期待でき新たな戦略の種となる.ただし,人数が多すぎると深い議論が行いにくくなるため,分析に参加する人は8名以内とする.

► SWOT分析を行う際には,まず目的を明確にする必要がある.目的が不明確である(統一できていない)場合,一つの事柄が「強み」なのか「弱み」であるのか,また「機会」なのか「脅威」であるのか判断できない.

    例)「少人数」という事柄をどこに含めるか

        ・大きな事業を展開したいと考えている場合 …… 「弱み」

        ・情報伝達を早め,フットワークを軽くしたい場合 …… 「強み」

► 上記のように状況によって同じ事柄でも,「強み」となる場合もあれば「弱み」になる場合もあるため,まず「何を行うために分析をするのか」という目的を明確にする必要がある.

► 次に自組織ではコントロールできない外部の環境について項目を出し合い,分析し,「機会」と「脅威」について整理する.

► 外部環境の分析を念頭におきながら自組織と周囲との比較を通して,どのようなことが自組織にとって「強み」であり,また「弱み」であるのか整理する.その際,単に「よい点」や「わるい点」を列挙するのではなく,あくまでも「機会」や「脅威」に対して「よい」のか「わるい」のかを判断する必要がある.

► 各項目が抽出された後,1番目に「機会」と「強み」が合致した「積極的戦略」を最優先に考え,時間をかけて発展につながる可能性を議論する.

► 2番目に「脅威」と「弱み」からなる「致命傷回避・撤退縮小戦略」について議論を行う.自組織にとってリスクが大きい事案であるため,喫緊の課題と捉え早急に対策方法を立案する.

► 3番目に「機会」と「弱み」からなる「改善戦略」について議論し,今後の可能性について自組織のネックとなっている部分への改善について中長期計画として戦略を立案する.

► 最後に「脅威」と「強み」からなる「差別化戦略」について議論を行う.自組織の強みを活かして他組織と差別化を図るのか,もしくは外部環境の縮小(脅威)に合わせて,撤退するのか判断したうえで戦略を立案する(図2-4).

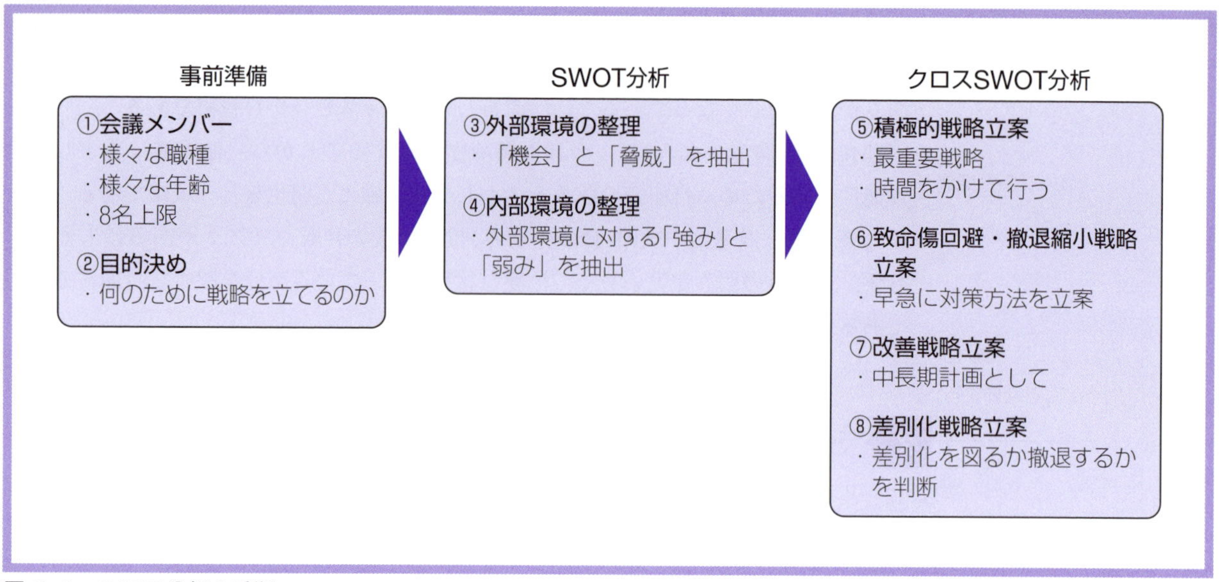

30　第2章　良質な医療の提供

事前準備

①会議メンバー
・様々な職種
・様々な年齢
・8名上限

②目的決め
・何のために戦略を立てるのか

SWOT分析

③外部環境の整理
・「機会」と「脅威」を抽出

④内部環境の整理
・外部環境に対する「強み」と「弱み」を抽出

クロスSWOT分析

⑤積極的戦略立案
・最重要戦略
・時間をかけて行う

⑥致命傷回避・撤退縮小戦略立案
・早急に対策方法を立案

⑦改善戦略立案
・中長期計画として

⑧差別化戦略立案
・差別化を図るか撤退するかを判断

図2-4．SWOT分析の手順

3　SWOT分析の注意点

► SWOT分析を実施した際には「機会」「脅威」「強み」「弱み」を列挙して終えるのではなく，「クロスSWOT分析」まで行い，戦略の立案まで実施するべきである．

► 戦略の立案時には，実現可能性についても議論してリアリティーのある内容にしていく．

► SWOT分析は自組織を前進させるために行うべきであり，「脅威」や「弱み」などマイナス面の抽出や改善策の立案に多くの時間を割くことは得策ではない．

► クロスSWOT分析で立案した戦略には必ず優先順位をつける．その際「取り組みやすい順序」ではなく，「貢献度や緊急度が高い」という視点で順序付ける必要がある．

► 最終決定権（最高責任者）のある人や，影響力が極めて大きい人が分析に入ることで，他の人から意見が出ないような環境にしてはならない．

4　SWOT分析の実践

► 一般急性期病院のリハビリテーションに関する新たな事業展開の戦略を探ることを目的に実施したSWOT分析の例の一部を図2-5に示す．

► SWOT分析で列挙された項目に番号を付け，クロスSWOT分析で番号を組み合わせながら考えることで，具体的な戦略を立案することができる．

► クロスSWOT分析によって得られた戦略については，分析に参加していない人達に対しても，なぜこの戦略を行うのかについて，説明し理解を得ることでスムーズに事業を展開することができる．

		強　み(S)		弱　み(W)
	①	専門資格を持ったスタッフが多い	①	スタッフ間で仕事に対する温度差がある
【一般急性期病院の例】	②	若く活動的なスタッフが多い	②	他職種との連携不足
	③	教育が充実しておりスタッフ間の能力が拮抗している	③	残業が多い

機　会(O)		積極的戦略		改善戦略
〈1〉	人口の高齢化が進んでいる			
〈2〉	在宅で療養する高齢者が増えている	〈2〉① 在宅高齢者の様々な疾患に対して個別性の高い訪問リハビリテーションを展開	〈3〉①	成果主義を導入し, 成果に見合った報酬を提供する
〈3〉	リハビリテーション算定は上昇傾向			

脅　威(T)		差別化戦略		致命傷回避・撤退縮小戦略
〈1〉	地域医療圏基準病床数が減少			
〈2〉	医療費削減傾向	〈1〉② 地域予防事業の展開	〈2〉③	フレックスタイム制導入
〈3〉	同地域にライバル病院がある			

図2-5. SWOT分析・クロスSWOT分析の例

D. 病院機能評価, ISO9000, JCIなどの紹介

1　病院機能評価

► 1995年, 「医療機関の第三者評価を行い, 医療機関が質の高い医療を提供していくための支援を行う」ことを目的に設立されたのが日本医療機能評価機構である.

► 病院機能評価とは, 日本医療機能評価機構が行う一事業であり, 組織全体の運営管理および提供される医療について, 国際基準(IAP)に適合した第三者評価を実施し, 一定の水準に達したと認められた病院に対して認定証を発行することである.

► 病院機能評価は, 医療環境や社会の変化に応じて数年ごとに適宜改定され, 2018年4月以降の訪問審査では機能種別版評価項目〈3rdG：Ver.2.0〉を適用している.

► 機能種別版評価項目〈3rdG：Ver.2.0〉は, ①評価項目, ②機能種別の決定, ③評価対象領域, ④評価項目の構成, ⑤評価の定義である.

a. 機能種別の決定

► 従来は, どのような病院でも1種類の審査で行われていた. しかし, 受審病院の特性に最も合っている七つの機能種別評価の中から, 選択することができるようになった(表2-5).

► 最も病床が多い機能に基づくことを原則とする(医療法上の病床の種別にかかわらず, 機能の実態で判断).

► 主たる機能種別以外に重要な機能(副機能)がある場合, 複数の機能種別を同時に受審することができる.

32　第2章　良質な医療の提供

表2-5. 機能種別審査とは

機能種別名	種別の説明
一般病院1	主として，日常生活圏などの比較的狭い地域において地域医療を支える中小規模病院
一般病院2	主として，二次医療圏などの比較的広い地域において急性期医療を中心に地域医療を支える基幹病院
一般病院3	主として，高度の医療の提供，高度の医療技術の開発・評価，高度の医療に関する研修を実施する病院または準ずる病院
リハビリテーション病院	主として，リハビリテーション病院医療を担う病院
慢性期病院	主として，療養病床などにより慢性期医療を担う病院
精神科病院	主として，精神科医療を担う病院
緩和ケア病院	主として，緩和ケア病棟もしくはホスピスを有する病院

表2-6. 機能種別版評価項目

1. 患者中心の医療の推進	病院組織の基本的な姿勢，患者の安全確保などに向けた病院組織の検討内容，意思決定
2. 良質な医療の実践1	病院組織としての決定された事項の診療・ケアにおける確実で安全な実践
3. 良質な医療の実践2	各施設で安全な診療・ケアを実践するうえで求められる機能の各部門における発揮
4. 理念達成に向けた組織運営	良質な医療を実践するうえで基盤となる病院組織の運営・管理状況

b. 機能種別版評価項目（評価対象領域）

► 評価対象領域は，①患者中心の医療の実践，②良質な医療の実践1，③良質な医療の実践2，④理念達成に向けた組織運営の四つに集約された（表2-6）.

► 直接評価の対象となる中項目は，従来の137項目（総合版）から，一般病院1（90項目），一般病院2（89項目），一般病院3（89項目），リハビリテーション病院（91項目），慢性期病院（90項目），精神科病院（93項目），緩和ケア病院（90項目）へ削減された．従来352項目あった小項目は，廃止となった.

c. 評価項目と判定

► 機能種別版評価項目〈3rdG：Ver.2.0〉では，各中項目の下に中項目を評価するための視点（評価の視点）と，評価の際に参考とする要素（評価の要素）を記載している.

► 評価項目の構成に示されている大項目の中の中項目について，**S.（秀でている）**，**A.（適切に行われている）**，**B.（一定の水準に達している）**，**C.（一定の水準に達しているとはいえない）**の四段階で評価を行う（図2-6，2-7）.

d. 部署訪問調査

► 審査日数については，従来の3日から2日へと短縮された.

► 病院機能評価は，各専門領域（診療管理，看護管理，事務管理）の知識と経験を有する**評価調査者（サーベイヤー）**が，チームとなって実際に病院を訪問し，審査を行う.

► 審査では，**プロセス重視の審査**に重点がおかれている．重要な視点として，①患者が中心におかれているか，②安全や感染予防に配慮が行われているか，③チーム医療が機能しているのか，④確実な連絡などが行われているかなどが審査される.

► 患者が外来に来院し，入院から退院にいたる過程を確認しながら，現場の実態に合った評価が行われる.

D. 病院機能評価，ISO9000，JCIなどの紹介   33

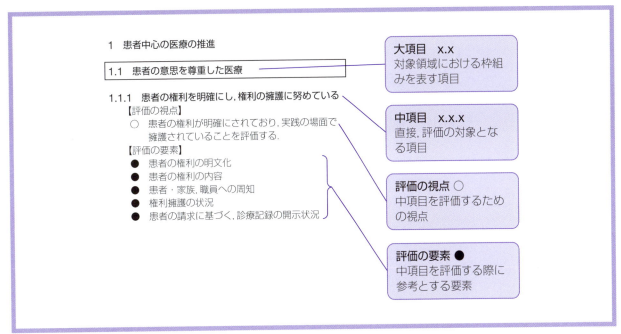

図2-6. 評価項目の構成
[日本医療機能評価機構ホームページ〈http://www.jq-hyouka.jcqhc.or.jp〉(2018年8月閲覧)より作成]

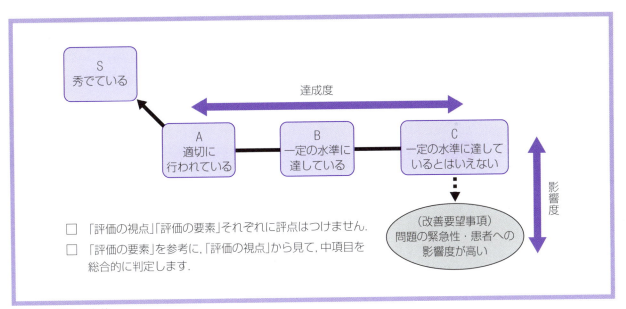

図2-7. 評価の定義
[日本医療機能評価機構ホームページ〈http://www.jq-hyouka.jcqhc.or.jp〉(2018年8月閲覧)より作成]

- 病院側が，双方向のカンファレンス方式で積極的に説明することが求められている．
- チーム医療として，医師，看護師だけではなく，他の職種(薬剤師，臨床放射線技師など)も参加対象となる．そして，最終的に地域医療に貢献できているかがポイントとなる．
- リハビリテーション機能(回復期)に特化した項目について，本体審査の実施後に訪問審査を行う．審査日数は1日で，救急医療機能は2名，リハビリテーション機能(回復期)は3名のサーベイヤーが病院を訪問する．

34　第2章　良質な医療の提供

e. 認定後から5年間

▶ 1回目の審査は，機能種別評価項目すべての評価項目が対象となる．

▶ 3年目には，期中の確認が行われる．これは，質の改善を目的とした支援である．期中の確認において，認定を留保することはない．

▶ 2回目の審査（5年後の認定更新）は，1回目の審査と期中で行われた質改善努力の程度について実施するものであり，1回目の審査とは異なる手法で行われる．

JCI

・JCIとは，米国の医療施設を対象とした第三者評価認証機関であるThe Joint Commissionの国際部門として，1994年に設立された非営利組織Joint Commission Internationalの略称である．

・本部はシカゴにあり，「医療の質と患者安全の継続的な改善」を目的として，世界90ヵ国以上における医療機関および政府機構を支援している．

・「患者安全」「感染管理」「医療の質と改善」を含む，14分野1145項目について医療施設を評価する．

・世界基準の質を担保し，安全な医療を提供していると認められた施設に与えられる認証である．

・これまでに64ヵ国，771の医療施設がJCIの認証を受けている．

・JCI認証取得は，質改善と同時に消費者や患者への直接アピールという病院のブランド化という意味がある．

・2017年11月現在までに，24の医療機関が病院プログラム，大学医療センタープログラム，外来診療プログラム，長期ケアプログラムで認証を取得している．

2　ISO9000シリーズ

●ISO：International Organization Standardization

▶ **ISO**とは，国際標準化機構のことであり，様々な分野の世界共通ルールのことである．

▶ 利用する客の立場からすると，購入する品物の品質を確実なものとしたい場合，製品の検査だけでは十分でなく，製品をつくる側の品質の規格や製造の工程・質を管理する体制までも含めて，品質のシステム構築を必要とする．

▶ **ISO9000**シリーズは，この「品質システム」に必要な事項を20項目にまとめてつくられた国際規格である（表2-7）．

▶ ISO9000シリーズには以下の六つの特徴がある．

1. 企業の品質についての方針を定め
2. 品質にかかわる各人の責任と権限を明確にし
3. 品質を実現するための品質システムを品質マニュアルの形に文書化し
4. 現場が間違いなく品質マニュアル通りに実行していることを
5. 記録することにより証明し
6. 利用者の要求する品質を確保していることをいつでも開示できるようにしている

▶ **ISO9000**シリーズには，**9001品質マネジメント**，**9004パフォーマンス改善の指針**や**9011監査の指針**などがある（表2-7，2-8）．

表 2-7. ISO9000 の要求事項（20 項目）

① 経営者の責任	⑪ 検査，測定および試験の装置
② 品質システム	⑫ 検査および試験の状態
③ 契約内容の見直し	⑬ 不適合品の管理
④ 設計管理	⑭ 是正処置
⑤ 文書管理	⑮ 取り扱い，保管，包装および引渡し
⑥ 購買	⑯ 品質記録
⑦ 購入者による支給品	⑰ 内部品質監査
⑧ 製品の識別およびトレーサビリティ	⑱ 教育・訓練
⑨ 工程管理	⑲ 付帯サービス
⑩ 検査および試験	⑳ 統計的手法

＊対象範囲
　9001 は，20 項目すべて．9002 は，④設計管理を除いた19項目．9003 は，④設計管理のほか，さらに，⑥購買，⑨工程管理，および⑲付帯サービスを除いた16項目．

表 2-8. ISO9000 シリーズの五つの規格

ISO9000-1	品質管理および品質保証の規格 　―第1部：選択および使用の指針
ISO9001	品質システム 　―設計・開発，製造，据え付け，および付帯サービスにおける品質保証モデル
ISO9002	品質システム 　―製造，据え付け，および付帯サービスにおける品質保証モデル
ISO9003	品質システム 　―最終検査・試験における品質保証モデル
ISO9004-1	品質管理および品質システムの要素 　―第1部：指針

> わが国で用いている非常口を示す絵は，元々JIS規格で用いられていたが，現在はISOの世界標準となっており，非常口の絵はどの国においてもわが国の絵が用いられている．

E. ドナベディアンモデル

1　ドナベディアンモデルとは

▶ 1966年にアベディス・ドナベディアン Avedis Donabedian が提唱した医療の質をモニタリングする客観的評価モデルである．

▶ 以下の三つの視点から医療の質を評価する（図2-8）．
　① **構造 structure**：施設基準，医療機器の充実度，医療スタッフ数など．
　② **過程 process**：実際に行われた診療行為やガイドライン遵守率など．
　③ **成果 outcome**：生存率，死亡率，再入院率，合併症率，患者満足度など．

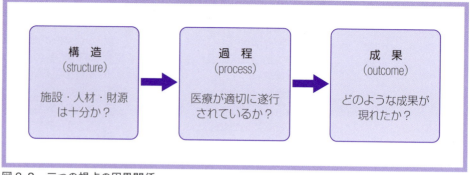

図 2-8．三つの視点の因果関係
医療が展開される構造的特徴が医療の過程に影響を与え，過程の変化によって患者の成果に影響を与えるという関係性が成り立つ．

2 ドナベディアンモデルの三つの視点

a. 構　造 structure

▶構造とは，医療を提供するのに必要な人，物，財源およびシステムなどである．
　① 施設・設備などの物理的な構造：レイアウト，設備機能，防火・防災基準，設備・備品の安全基準など．
　② 総合的な組織特性：運営母体の状況，臨床研修指定の状況，第三者評価認定など．
　③ 管理組織：理事会のメンバー構成，経営管理者の特性など．
　④ スタッフ組織：資格・免許証の有無，医療スタッフ数，スタッフの教育研究機能，人材評価など．
　⑤ 財政関連事項：設備投資，人材育成への投資など．
　⑥ 地域の環境要因：都市部か山村部か，市街地か郊外か，人口規模など．

b. 過　程 process

▶過程とは，医療従事者が行う医療活動（診断，治療，リハビリテーション，患者教育など）や患者や家族の医療への参加である．
▶実際に行われた診療の適切さ（エビデンスに基づいているかなど）を評価する．
　① スクリーニング，および疾病発見行動：合併症調査，リスクの高い患者のスクリーニングなど．
　② 診断：疾患別診断とその検査，診断の適正評価など．
　③ 治療：治療成果のモニタリング，治療実績，事故率など．
　④ コンサルタント照会：指定難病のコンサルタント照会件数など．
　⑤ 医療の整合性と地域ケア・連携：退院調整数，地域支援サービス提供数，地域サービス利用実態など．

c. 成　果 outcome

▶成果とは，提供された医療に起因する個人や集団における健康関連上の変化と満足感である．

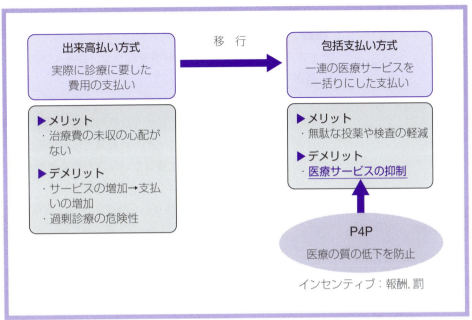

図 2-9. 医療費の変遷に伴った P4P の導入
診療報酬が出来高払い方式から包括支払い方式へ移行することに伴って，医療サービスの抑制が懸念される中，医療の質の低下を防止する施策として P4P が導入された．

① 職場環境：転職率，欠勤率，労災・障害率，災害発生率など．
② 患者および地域：苦情件数，不満率，患者や地域に対する健康教育実施数など．
③ ケアの量：サービスの利用率，サービスの提供数など．
④ 健康状態：死亡率，障害発生率，機能回復率，社会復帰率，医療事故発生率など．
⑤ 満足度：患者・家族の満足度，医療スタッフの満足度．

- フレッチャー Fletcher らによる病気の outcome (Fletcher の 5D【6D】)
  death (死亡)，disease (疾患，症状)，discomfort (不快)，disability (能力障害)，dissatisfaction (不満足)，【destitution (貧困)】

F. ペイ・フォー・パフォーマンス (P4P)

●P4P：pay for performance

●インセンティブ：意欲を引き出すために与える外部刺激．報酬，罰など．

1 P4P とは

▶ 1990 年代より米国を中心に広まってきた"質に基づく支払い"のことである．
▶ 多くの国が「出来高払い」の支払い方式から「包括支払い」方式へ移行し，その拡大に伴う医療の質の低下を防止する手段として，金銭的インセンティブ*は行動変化をもたらすという経済学的な理論に基づいて提唱されたシステムである (図 2-9)．
▶ 具体的には，evidence based medicine (EBM：根拠に基づいた医療) に基づいて設定された基準や指標を用いて医療の質を測定し，その結果に基づき，提供される医療の質に対してインセンティブを付与することである．
▶ P4P の導入や運用において重要な点は，単に「質が高い医療」に報酬を与えることではなく，「質が高い医療」への改善を促すことにある．

38　第2章　良質な医療の提供

2 　各国におけるP4P

▶P4Pは，各国でそれぞれの特徴を有しながら導入されており，以下にわが国および諸外国の一例を示す.

① 米国：過程および成果指標に対する診療報酬ボーナスの付与.

② 英国：プライマリ・ケアから急性期医療，精神，地域福祉など幅広い導入.

③ フランス：プライマリ・ケアの質向上に対するボーナスの付与.

④ ドイツ：最低症例数に達しない場合の償還価額の引き下げ.

● **FIM**：functional inde-pendence measure

⑤ 台湾：生存期間に基づくボーナスの付与.

● **FIM利得**：現時点でのFIMからケア開始時のFIMを引いた値で，その改善の程度.

⑥ 日本：2008年に回復期リハビリテーション病棟の診療報酬に試行的に導入された．入院リハビリテーションにインセンティブが付与されたのは世界でも初めてである．2016年の診療報酬改訂では，回復期リハビリテーションに「FIM（機能的自立度評価）利得*」に応じた支払い方式が導入された.

G. PDCA（EPDCA）サイクル

1 　PDCAサイクルとは

▶**plan**（計画）→ **do**（実行）→ **check**（評価）→ **act**（改善）の4段階を繰り返すことによって，業務を継続的に改善することである.

▶米国の統計学者ウィリアム・エドワード・デミングWilliam Edwards Demingによって提唱され普及した，行動プロセスの枠組みの一つである.

▶元々は，製造業で用いられていた用語で，その後，医療福祉分野を含む様々な業務，また，大企業の経営から個々の従業員レベルの業務まで広く応用されるようになった.

▶具体的には，データを活用し，現状と課題を把握し，患者の動向を踏まえて目標を立て，関係者と合意形成を得ながら計画を遂行し，適切な指標を用いて進捗評価を行い，医療計画を見直すことである.

▶PDCAサイクルを有効に回すことが，質の高い医療の提供には重要である.

▶リハビリテーションの分野を多職種連携という視点で捉えると，自分が直接的に担当している部分としての「狭義のPDCAサイクル」と，患者の生活全体を見渡したサービスとしての「広義のPDCAサイクル」への二層的な思考が必要である.

2 　理学療法士が行うEPDCAサイクル

▶公益社団法人日本理学療法士協会では，PDCAの前にevaluation（評価）を行うことを重要視したEPDCAサイクルを推奨している.

▶理学療法士が行うEPDCAサイクルについて，以下に説明する（図2-10）.

①evaluation（評価）：心身機能の評価，ADL評価など

▶適切な臨床評価を選択・実施することで，現状を把握し，その根拠について考察する.

②plan（計画）：リハビリテーションプログラムの立案

▶予後予測に基づいた目標・仮説を設定し，目標値を達成させるための具体的な計画や

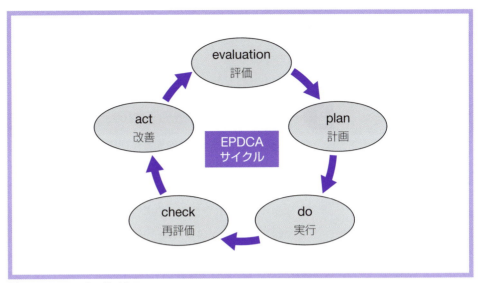

図2-10. EPDCAサイクル
evaluation（評価）→plan（計画）→do（実行）→check（再評価）→act（改善）のサイクルを回すことが理学療法士の質を向上させる．

行動を立案する．
③do（実行）：リハビリテーションの実施およびその記録
- 進捗状況を確認し，計画に基づいて，目標を達成するための治療および代償的なアプローチを実行する．

④check（再評価）：心身機能の再評価，ADL再評価など
- 臨床評価指標の結果をもとに，計画の効果や進捗を検証・評価し，目標が達成できなかった場合は，planに問題があるのか，doに問題があるのかを考察する．

⑤act（改善）：リハビリテーションプログラムの修正
- 評価に基づき，必要に応じた予後予測と目標，治療や代償手段の修正を検討する．

> MEMO
> 2015年度の介護報酬改定では，PDCAサイクルに，survey（開始前の調査・情報収集）を加えたSPDCAサイクルの構築によるリハビリテーションの質の管理について述べられている．

H. EBM（EBPT）とNBM

1 EBM（EBPT）とは

●EBM：evidence based medicine

- EBMとは，「根拠に基づく医療」である．
- 1990年代初期にカナダのMcMaster大学の臨床疫学家ゴードン・グヤットGordon Guyattによって提唱された概念である．
- EBMの定義は，個々の患者のケアにかかわる意思を決定するために，最新かつ最良の根拠を，一貫性を持って，明示的に，思慮深く使用することであり，個人の臨床的専門技能，系統的研究から得られる最良のエビデンス，および患者の意向や価値観を

40　第2章　良質な医療の提供

統合することである.

●**EBPT**：evidence based physical therapy

► EBPTとは，根拠に基づく理学療法であり，EBMの流れから理学療法分野に当てはめたものである.

2　EBM実践のための五つのstep

① step 1：患者の臨床的問題や疑問点の明確化
② step 2：質の高い臨床結果の効率的な検索
③ step 3：検索し得られた情報の批判的吟味
④ step 4：得られた情報の患者への適応の検討
⑤ step 5：step1 ～ 4の評価

a. step 1

► 患者の臨床的問題や疑問点をPICOあるいはPECOと呼ばれる4要素に具体化する.
　① P：patient（患者），participate（参加者），problem（問題）
　　　例：変形性膝関節症と診断された患者が
　② I：intervention（介入），E：exposure（曝露）
　　　例：膝関節屈曲筋力をトレーニングすると
　③ C：comparison（比較対照）
　　　例：トレーニングをしていない変形性膝関節症患者と比較して
　④ O：outcome（転帰，結果）
　　　例：歩行速度の改善が得られるか？

b. step 2

► 設定したPICOにできるだけ関連した質の高い臨床研究を検索する.
► 文献の検索は，直接論文を探しだす一次情報（専門誌や原著論文など）の検索と，すでに批判的吟味済みの二次情報（システマティックレビュー，メタアナリシス，ガイドラインなど）の検索に分けられ，一次情報より二次情報から先に検索すると効率がよい.
► 二次情報はすでに批判的吟味が行われており，直接step 4へ進むことができる.
► エビデンスレベルの分類の一例を表2-9に示す.

●**RCT**：randomized controlled trial

・システマティックレビュー：エビデンスレベルの高い文献を統合した情報
・メタアナリシス：複数の臨床研究を研究の質などで重み付けする統計学的手法
・ランダム化比較試験（RCT）：対象者を無作為に割り付ける臨床研究においてエビデンスレベルの高い原著論文
・ガイドライン：システマティックレビューと複数の治療選択肢の評価に基づいて，患者のケアを最適化するための推奨を含む文書

表2-9. 米国の医療政策研究局によるエビデンスレベルの分類（1993年）

	研究デザイン
Ⅰa	システマティックレビュー／メタアナリシス
Ⅰb	ランダム化比較試験
Ⅱa	非ランダム化比較試験
Ⅱb	その他の準実験的研究
Ⅲ	非実験的記述的研究（比較研究，相関研究，症例対照研究など）
Ⅳ	専門家委員会や権威者の意見

c. step 3

▶研究デザインを確認し，その結果が患者に適応するのか批判的吟味を行う.

① 研究の妥当性の検証：研究デザインはどうか，結果に影響を与える要因（バイアス）は考慮されているか，症例数は十分か，判定基準はどのようなものか，統計学的手法は妥当か，など.

② 結果の重要性の検証：その治療は有効か，結果と考察の整合性があるか，など.

③ 結果の適応についての検証：どれだけ他のケースに応用できるか，など.

d. step 4

▶その方法が対象者にとって最善であるかどうか判断する.

▶対象者個々の特性（嗜好や価値観）を見極め，患者を適切に把握する.

▶対象者や他の医療従事者との対話，様々な状況判断，統合力など総合的な力（経験や技術）が必要である.

e. step 5

▶治療の有効性などの評価を長期的なフォローアップに基づいて分析する.

3　NBMとは

●NBM：narrative based medicine

●この場合の物語とは，患者の病に関する一つひとつの出来事を，患者の考え方も含めて関連付けて一つにまとめたものである.
例として，「昨日より咳が出るので本日受診した」これは事実だけだが，「昨日より咳が出て，風邪と思ったが，もしインフルエンザで家族にうつしてはわるいと思い，本日受診した」となれば，物語となる.

▶NBMとは，1998年に英国のトリシャ・グリーンホールTrisha Greenhalghとブライアン・ハーウィッツBrian Hurwitzによって提唱された「物語に基づいた医療」のことである.

▶医療従事者との対話の中で展開される患者の物語*から，病気の背景や人間関係を理解し，患者の抱えている問題に対して全人的（身体的，精神・心理的，社会的）にアプローチしていこうとする臨床手法である.

▶NBMの目的は，病の患者を支える新たな物語を創造することである.

▶EBMは確率論が抱える問題を内包しており，個々の患者が個性的なほど，エビデンスのあてはまりは低下するが，エビデンスが必ずしも得られていない場合でも対話を重ねることによって，新しい物語を創造できる可能性がある.

▶臨床ではEBMとNBMの統合的実践が重要である.

▶NBM実践のための六つのCを以下に示す.

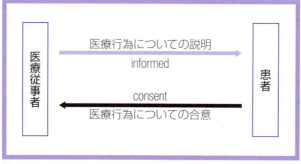

図2-11. インフォームドコンセントの流れ
患者が医療従事者から診療内容の十分な説明を受け，それを理解したうえで，患者自らが合意し，最終的な判断を決定していく．

① Conversation（会話）：会話の内容よりも会話を行うプロセスを重視する．
② Curiosity（好奇心）：患者に焦点を合わせ，患者の感情に理解（共感）を示す．
③ Circularity（循環性）：フィードバックを続けることで物語は無限に広がる．
④ Contexts（背景）：患者，および医療従事者のお互いの背景について理解する．
⑤ Co-creation（共創）：患者と医療従事者で新たな物語を一緒につくり上げる．
⑥ Caution（慎重性）：自分に無理をせず，また，無遠慮に患者に深入りをしない．

I. 情報提供

1 インフォームドコンセント

- 患者が医療従事者から診療内容の十分な説明 informed を受け，それを理解したうえで，患者が自らの自由意志に基づいて合意 consent（選択，同意，拒否）し，最終的な判断を決定していくプロセスである（図2-11）．
- 1990年の日本医師会による「『説明と同意』についての報告」の中でインフォームドコンセントの概念が初めて公式に紹介され，1997年の医療法改正で，医療職の法的な義務行為として位置付けられた．
- インフォームドコンセントの理念は，自己決定権の尊重である．
- インフォームドコンセントの成立要件
    ① 患者の同意能力：説明された内容を理解し，その説明に基づく同意がどのような意味をもっているのか，自分の価値観に照らし合わせて理性的に判断できる能力．
    ② 患者への十分な説明：医療従事者による診療内容の説明事項については，各種倫理指針の中に示されており，一例として厚生労働省による指針を表2-10に示す．
    ③ 患者の説明への理解：理解しやすいように説明文書の作成や，同意するまでの十分な時間とる．
    ④ 患者の医療実施への同意：自身の自己決定により同意し，同意に関する署名を行う．

表 2-10. 診療内容の説明事項

1	現在の症状および診断病名
2	予後
3	処置および治療の方針
4	処方する薬剤について，薬剤名，服用方法，効能および特に注意を要する副作用
5	代替的治療法がある場合には，その内容および利害得失
6	手術や侵襲的な検査を行う場合には，その概要，危険性，実施しない場合の危険性および合併症の有無
7	治療目的以外に，臨床試験や研究などの他の目的も有する場合には，その旨および目的の内容

［厚生労働省：第1回「医療機関等における個人情報のあり方に関する検討会」，資料13，診療情報の提供等に関する指針，厚生労働省2003より引用］

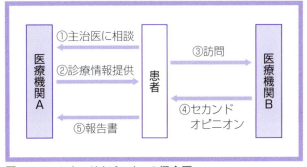

図 2-12. セカンドオピニオンの概念図
医療機関Aで受診している患者が，①他の医師にアドバイスを受けたいことを主治医に相談し，②主治医は診療情報を提供し，③患者は医療機関Bを訪問し，④医療機関Bはセカンドオピニオンを提供し，⑤それを医療機関Aに伝え，治療方針を立てる．

2 セカンドオピニオン

- ▶ セカンドオピニオンとは，現在診療を受けている医療機関とは別の医療機関に診断や治療法について意見やアドバイスを求めることである（図2-12）．
- ▶ セカンドオピニオンを受けることで，治療法の選択の幅が広がり，疾病に対する理解が深まり，より納得した治療に臨むことができる．

3 診療情報の提供

- ▶ 2003年に厚生労働省が「診療情報の提供等に関する指針」を策定し，診療情報の積極的な提供と，求めに応じた診療記録の開示について提示された．
- ▶ 診療情報の提供とは，医療従事者が知り得た情報を口頭による説明，説明文書の交付など適切な方法により，患者に対して診療情報を提供することである．
- ▶ 診療記録の開示とは，患者などの求めに応じ，診療記録を閲覧に供することまたは診療記録の写しを交付することである．

44   第2章　良質な医療の提供

学習到達度自己評価問題

■ コミュニケーションを図る最終目標について説明しなさい.

■ 「見るスキル」を養うことで得られる相手の情報について説明しなさい.

■ 「聴くスキル」の言語，非言語での反応について説明しなさい.

■ 「伝えるスキル」の各段階について説明しなさい.

■ BSCが導入された理由を説明しなさい.

■ BSCの四つの視点を説明しなさい.

■ BSCにおいて，業績評価指標の基準値を設ける意味を説明しなさい.

■ SWOT分析を行う目的を説明しなさい.

■ クロスSWOT分析の四つの戦略について説明しなさい.

■ SWOT分析実施時の注意点について説明しなさい.

■ 病院機能評価（目的，評価項目と判定）を説明しなさい.

■ ISO9000シリーズには，どのようなものがあるか説明しなさい.

■ JCIについて説明しなさい.

■ 次の（　　　）に適当な語を入れよ.

　・ドナベディアンモデルでは（　　　），（　　　），（　　　）の三つの視点から
　　医療の質を評価する.

　・P4Pとは，質の高い医療提供に対する経済的（　　　）与えることである.

　・EPDCAサイクルとは，（　　　）→（　　　）→（　　　）→（　　　）→（　　　）
　　を回して，理学療法の質を向上させることを目的とする.

　・EBMとは（　　　）に基づく医療のことである.

　・診療内容の十分な説明を受け，患者自らが合意し，最終的な判断を決定して
　　いくプロセスを（　　　）と呼ぶ.

3 記録方法とデータ管理

学習の目標

▶ 日々の理学療法診療業務におけるデータの集計と管理することの目的を理解する.

▶ 診療記録の目的や法的根拠について理解する.

▶ 診療記録の記載原則や留意事項について理解する.

▶ 問題志向型医療記録やSOAPによる記載について理解する.

▶ 症例報告の意義や書き方を理解する.

▶ ビッグデータの構成を理解する.

▶ 日本理学療法士協会による「協会指定管理者制度」での管理者人材育成の目的を理解する.

▶ 理学療法におけるパブリックコメントの意義を理解する.

▶▶▶ 3-1. 臨床現場におけるデータ管理

日々の臨床において,様々なデータを記録・管理することは重要な業務である. 本節では何のためにデータを集計するのか,データをどのように活かしていくのか,さらに診療記録やレポートの意義や書き方について解説する.

A. 診療集計による業務管理

1 診療業務で必要となる記録とデータ

▶ 対象者に対して理学療法を適切に行っていることを証明する必要がある. そのため自らが業務を行っていることを説明する材料としての記録やデータが必要である.

▶ 地方厚生局による個別指導などにおいて,診療記録,理学療法の実施一覧表,日報,月報,年報,業務日誌,カンファレンス記録,出勤簿などの提出が必要となり,適切に保険診療が実施されているか,証明するデータを示さなければならない.

▶ 診療記録については後述(p.48 参照)するが,理学療法実施の都度,単位数や時間,内容,診療報酬請求項目などを記載しなければならない.

▶ 1日(または1週間)の理学療法の実施一覧表を作成し,日付や時間,単位数などに間違いがないか,適切に管理運営しなければいけない.

▶ 日報には,新患や外来および入院の患者件数,患者の診療科や疾患件数,理学療法士

別の患者件数や実施単位数などが含まれる．また，日報の蓄積が月報や年報となり，月ごとの患者数や実施単位数，診療科別の患者数などを集計し，年にまとめたものが年報となる．

► 業務日誌には，1日の患者件数，実施単位数，新患や退院の件数，カンファレンスなどの施設内行事，職員の勤務状況などを記載する．

► カンファレンスでは医師，理学療法士，作業療法士，言語聴覚士，看護師などが実施内容や状況などについて意見や情報の交換が行われる．開催の日時や場所，参加者，検討した内容などを記録しなければならない．

► 勤務施設への業務報告や労務環境の管理として，1日の患者件数，診療収益，理学療法士1人あたりの実施単位数，出勤状況などのデータが必要となる．

► 継続した適切な理学療法を行うため，対象者の特性や状態，理学療法の効果を客観的に示すためのデータが必要であり，対象となる疾患や障害とその程度，関節可動域や筋力などの各種検査測定データ，機能的自立度評価表（FIM）やバーセルインデックス（BI）などの日常生活動作（ADL）の評価データが必要となる．

► 理学療法を行った証明として，理学療法を実施したことにより，在宅復帰にいたったのか，また，その際にどのくらいの期間を要したのか，在宅復帰率や在院日数の記録が必要となる．

◉**FIM** : functional independence measure

◉**BI** : Barthel index

◉**ADL** : activities of daily living

B. 診療集計のデータが意味するもの

1　診療報酬などに関連するデータ

► 疾患別リハビリテーション料は，患者に対して**1単位（20分）**を個別に理学療法を実施した場合に算定される．1日に対象者1人に対して実施できる単位数は6単位（別に厚生労働大臣が定める患者については9単位）が上限となる．実施予定表を作成するなど，対象者1人あたりの実施単位数の適切な管理が必要である．

► 理学療法士1人あたりの実施単位数の上限は，**1日24単位**または**週108単位**となっているため，出勤状況などを確認のうえ，理学療法士1人の1日または1週間あたりの実施単位数を適切に管理する必要がある．

► 日報，月報，年報により理学療法部門の実績を把握することができる．実績をもとにすることで，適切な人員配置や確保，労務環境などの部門運営を計画することができる．

► 業務日誌や出勤状況の把握は，対象者への理学療法が適切に実施されるための時間や人員配置などの管理に必要となる．

► 医師，理学療法士，作業療法士，言語聴覚士，看護師などが参加するカンファレンスの定期的な開催や，リハビリテーション総合実施計画を作成しなければならない．カンファレンス開催のため，職員の出勤状況や診療スケジュールなどを管理する必要がある．

► リハビリテーション総合実施計画書などは，意識障害，運動麻痺，関節可動域制限，筋力低下の有無や程度，基本動作やADLの状況をFIMやBIを用いた評価を行い，理学療法の目標や方針について記載しなければならない．

► 標準算定日数を超えて疾患別リハビリテーションを継続することで状態の改善が期待

表 3-1.　回復期リハビリテーション病棟におけるアウトカムの評価（抜粋）

- ・回復期リハビリテーション病棟におけるリハビリテーションが一定の水準以上であるとは，過去6ヵ月間で回復期リハビリテーション病棟入院料を算定する患者に提供された疾患別リハビリテーション料の1日平均実施単位数が6単位以上であることをいう．
- ・効果にかかる実績が一定の水準を下回る場合とは，過去6ヵ月間に回復期リハビリテーション病棟から退棟したすべての患者について，①の総和を②の総和で除したものが27未満である状態をいう．
  - ① 退棟時のFIM得点（運動項目）から入棟時FIM得点（運動項目）を控除したもの
  - ② 入棟から退棟までの日数を当該患者の入棟時の状態に応じた算定上限日数で除したもの

できると医学的に判断される根拠として，理学療法の実施状況とともに，対象者の状態を **FIM，BI，関節可動域，歩行速度および運動耐容能** などの具体的な指標を用いて示す必要がある．

> **MEMO**　標準算定日数とは，疾患別リハビリテーション（料）に定められた診療報酬を算定できる日数である．ただし，理学療法を継続することにより状態の改善が期待できると医学的に判断される場合は，標準算定日数を超えて算定できる．

- ▶回復期リハビリテーション病棟においては，リハビリテーションの効果にかかわる実績が一定の水準以上であることが求められる．また，リハビリテーションの効果にかかわる実績は，FIMの運動項目得点によって評価される（表3-1）．
- ▶早期から集中的に理学療法を実施したことが，在宅復帰率の向上や在院日数の短縮につながったのか，理学療法効果を判定する指標の一つとして評価される．
- ▶急性期病院の入院期間が短ければ，転院先での入院期間も短く，リハビリテーション効果も高いとされている．
- ▶在院日数の短縮には，正確な診断と適切な治療の選択，患者負担の少ない手術や治療の実施，合併症や医療ミスの防止，効果的なリハビリテーション支援，適切な退院支援や受け入れ施設との連携がある．

2　理学療法の効果に関連するデータ

- ▶対象者が有する様々な障害に対する理学療法の効果を示すためには，客観的なデータを蓄積，集計することが必要である．
- ▶各施設で蓄積された客観的データを全国的に集計することにより，各種障害に対する理学療法の効果，医療・保健・介護などの行政政策における理学療法士の役割などを示すことができる．
- ▶対象者の疾患や障害に応じて，理学療法の検査測定や評価方法は選択されるものであるが，共通して用いられるデータを以下に示す．
- ▶どのような対象者に，どのくらいの期間実施したのかを示すデータとして，年齢（または発症年齢），性別，診断名，合併症（高血圧，糖尿病，認知症など）の有無，体格指数（**BMI**），病型や病期，発症からの期間，理学療法の頻度や時間，理学療法開始からの期間，在院日数などが一般的に必要となる．

◉BMI：body mass index

48　第3章　記録方法とデータ管理

表 3-2. 医科診療報酬点数表 (リハビリテーション通則) (抜粋)

- ・各区分におけるリハビリテーションの実施に当たっては，すべての患者の機能訓練の内容の要点および実施時刻(開始時刻と終了時刻)の記録を診療記録などへ記載すること.
- ・疾患別リハビリテーションの実施にあたっては，医師は定期的な機能検査などをもとに，その効果判定を行い，リハビリテーション実施計画を作成する必要がある. また，リハビリテーションの開始時およびその後3ヵ月に1回以上(特段の定めのある場合を除く.)患者に対してリハビリテーション実施計画の内容を説明し，診療記録にその要点を記載すること.
- ・リハビリテーション実施計画書は，①これまでのリハビリテーションの実施状況(期間および内容)，②前月の状態との比較をした当月の患者の状態，③将来的な状態の到達目標を示した今後のリハビリテーション計画と改善に要する見込み期間，④FIM，BI，関節の可動域，歩行速度および運動耐用能などの指標を用いた具体的な改善の状態などを示した継続の理由，などを記載したものであること. その写しを診療記録に添付すること.

●BRS : Brunnstrom reccovery stage

▶ 機能障害の有無や程度を示す検査測定データとして，**関節可動域，徒手または筋力測定器による筋力検査(握力も含む)，ブルンストローム回復ステージ(BRS)**などが一般的に用いられる.

●FR : functional reach

▶ 機能的制限として，バランス機能や歩行機能の評価データが用いられることが多い. バランス機能は，**ファンクショナルリーチ(FR)，Timed "Up and Go" test (TUG)**が簡易的で一般的である. 歩行機能は**10 mの最大歩行速度や6分間歩行距離(6MD)**が一般的に用いられる.

●6MD : 6 minute walking distance

▶ ADLの評価には，**FIMやBI**が用いられる.

C. 診療記録の記載

1　診療記録の法的根拠

▶ 医師の診療記録記載に関しては，医師法第24条および医師法施行規則第23条に規定されており，医師に診療記録作成を義務付けており，5年間の保存が定められている.

▶ 理学療法士及び作業療法士法において，理学療法の記録について明記されていない. しかし，第2条に「理学療法士としては，医師の指示の下に，理学療法を行うことを業とする者をいう」とされ，第15条に「理学療法士は，診療の補助として理学療法を行うことを業とすることができる」とある.

▶ 医師の指示のもとに，診療の補助として理学療法を行う理学療法士は，**理学療法の記録と保存の義務**が生じると解釈される.

▶ 保険医療機関における医科診療報酬点数表においても診療記録への記載が示されており(表3-2)，**診療報酬請求の根拠および証拠**として診療記録の記載が必要である. また，回復期リハビリテーション病棟においては，入院時および退院時に日常生活機能評価を行い，その結果を診療記録に記載することが求められる.

2　診療記録の作成および保存の目的

▶ 日本理学療法士協会による理学療法士ガイドラインにおいて，診療記録の整備，保全について示されている(表3-3).

3-1. 臨床現場におけるデータ管理　49

表3-3．理学療法士ガイドライン記録の整備・保存について（抜粋）

① 対象者に対して適切な評価・治療を行っているか否かの資料とすること，さらに理学療法の効果判定の資料とすること
② 診療記録を記載した職員以外の医療従事者に，必要であれば対象者の情報を提供するため，さらに対象者の治療のための症例検討会議に役立つこと
③ 保険その他の医療費請求の証拠資料とすること，および行政当局の医療監査を受け理学療法施設基準の承認のための資料とすること
④ 対象者の健康状態もしくは運動機能障害状態の公的な証明書が必要な場合に，その作成のための資料を提供するため
⑤ 法務上，対象者の健康状態もしくは運動機能の障害状態に関する証拠が必要な際の資料とすること
⑥ 理学療法士が評価・治療を行う上で資料の整理，思考の補助に役立てること，および他の対象者に対する理学療法診療の参考とするため
⑦ 理学療法の質を高めるための教育・研究，将来の理学療法評価・治療の開発のための研究に役立てるため

► 理学療法士自らが，診療の過程を管理し，適正な理学療法の提供につなげなければならない．適切な評価・治療を実施しているか，効果を判定する材料になる．

► カンファレンスや診療情報の提供などの報告資料を作成するための材料となる．

► チーム医療を実践するために，他の理学療法士との情報共有，他職種の目的や情報を共有・連携することで対象者に対する適切な医療の提供につながる．

► 診療報酬請求にあたり，算定した項目内容を記載しなければならず，記載がないと算定要件を欠くものとして，診療報酬の返還を求められる場合もある．

► 医療過誤などの訴訟において，診療記録は理学療法行為が正当であったかを立証する証拠となり，裁判所から求められれば提出をしなければならない．

► 種々の記録については，個人のプライバシー保護を侵害しないように厳重に注意する必要がある．

► 診療記録は教育，研究の資料としても活用される．記載内容を通して評価や治療の教育を受けることで，治療技術の向上や質の高い理学療法に役立てることができる．また，実施した理学療法の内容，検査測定データの評価データを蓄積することで，理学療法の研究や開発に役立てる貴重な資料となる．

3 診療記録の書き方

a. 記載の原則

► 毎日，理学療法を実施する都度記載が必要である．記載がない場合，事実に関係なく理学療法を行わなかったか，医学的判断をしていないと判断されるおそれがある．

► 診療記録の記載は，黒または青のインクまたはボールペンを用い，鉛筆は用いない．図示などのための色鉛筆やゴム印の使用は可能である．

► 日付や開始時間と終了時間を正確に記載する．日付は年／月／日の順に記載する．

► 行間を空けたり，行の末尾に文字を詰め込まない．

► 第三者にも読みやすいように丁寧に記載する．外国語はできる限り使用せず，病名や人名に限定する．

第3章　記録方法とデータ管理

▶ チーム医療の推進や情報開示を意識して，曖昧な言葉は避け，簡潔で要点を得た文章が重要である．

▶ 医学用語は学会用語集に，略語は医学事典に準拠して用いる．不正確な略語，意味不明な造語，仲間内だけの隠語などは使用しない．

> **MEMO**　理学療法の開始や終了時刻の記載は，実際の時間を記載することが求められる．実施した対象者の時刻と次に実施する対象者の開始時刻に間隔が空いてなかったり，理学療法の実施時刻が毎回同じで画一的である場合，行政の指導の対象となる．

b. 留意事項

▶ 診療記録は私的なメモではなく業務上の正式な記録である．理学療法経過と医学的判断の根拠となるもので，事実を正確に，客観的に記載する．

▶ 記載者以外が見ても理学療法内容が妥当であると判断できる記載を心がける．

▶ 対象者や家族に対する説明内容は正確に記載する．説明相手，説明者，日時，説明内容，質問と回答などは必ず記載しておく．

▶ 対象者のプライバシーに関することで，臨床的に必要でないものは記載しない．また，臨床的に必要でない対象者の性格や態度，他の職員とのトラブルや非難や批判について記載しない．

▶ 事故発生時には，対象者の状態や実施した内容などの記録が重要である．事実経過の検証と問題点の解決を容易にするため，正確な事実を時系列で記載する．推測や自己弁護的な記載は行わない．

▶ 診療報酬請求の根拠となるため，その算定要件となる事項を必ず記載する．指導料や加算などの算定などにおいても，その記載がないと算定要件を欠くものとして，診療報酬返還を求められる場合もある．

▶ 診療記録を記載した場合は，必ず署名または捺印をする．

▶ 訂正する場合は，訂正する部分に2本線を引き，元の記載が見えるように訂正する．元の記載を塗りつぶしたり，修正液などで修正するなど，元の記載が分からくなる訂正は行わない．

> **MEMO**　『PTプログラム①～③do.』とは，①～③のプログラムを実施したという意味ではない．「do：行う」という意味ではなく，「ditto：前に同じ」という意味の略語である．医師が薬を処方する場合などで，前回と同じ処方という意味であり，PTプログラムが前と同じでよいのか，安易に「do.」を使用すべきではない．

D. 問題志向型医療記録（POMR）

● **POMR**：problem oriented medical record

● **POS**：problem oriented system

▶ 1968年ウィードL.L.Weedによって問題志向型システム（POS）が提唱された．

▶ POMRの作成は基礎データ，問題リスト，初期計画，経過記録（**SOAP**）（表3-4）と退院時などに全体的にまとめて考察した要約記録で構成される．

▶ POSは「患者の持っている医療上の問題に焦点を合わせ，患者を中心に効果的，論理

表 3-4. POMR の作成

1) 基礎データ deta base
患者の生活像(家族構成, 住居, 仕事内容, 趣味, 嗜好, 1日の過ごし方など), 病歴(主訴, 現病歴, 既往歴), 診察・評価所見, 検査測定データなどの情報を記載したもので, 対象者に携わる医療スタッフにとって患者の全体像が的確に把握できる.

2) 問題リスト problem list
基礎データより得られる患者の問題を重要度に従って列挙する. 問題リストには, 医学的な問題, 生活環境の問題, 嗜好や習慣の問題, 心理的問題, 経済的問題があげられる. それぞれの問題が, 理学療法により解決可能か考慮しなければいけない. 問題リストには番号(#1〜, #2〜, #はナンバーと呼ぶ)を記載する.

3) 初期計画 initial plans
問題点を解決するための, 評価計画, 治療計画, 教育計画を立てる.
評価計画：疾患や障害の種類や程度などを確認するために, 追加する検査測定や評価計画を立てる.
治療計画：理学療法の目的や内容について具体的な計画を立てる.
教育計画：対象者やその家族への指導について計画を立てる.

4) 経過記録 progress note
患者の問題の経過状況を診療記録に記載する. SOAP の4項目に分けて記載する.
S(Subjective：主観的情報)：対象者(あるいは家族)の訴えや自覚症状などの主観的な情報であり, 原則として対象者の表現に近い形で記載する.
O(Objective：客観的情報)：理学療法士が検査測定などのデータや観察によって得られた客観的な情報や治療により得られた反応を記載する. 判断, 解釈は含めず, 事実を記載する.
A(Assessment：評価・考察)：収集した主観的情報と客観的情報の分析や解釈を記載する. 問題が解決に向かっているか否かの判断や, その判断をした理由についての考察を記載する.
P(Plan：計画)：理学療法の評価や治療の計画, プログラム, 患者(あるいは家族)への指導について記載する. 治療計画を「A」に基づいて継続するのか, 変更をするのか決定する.

的に問題の解決をすすめていくシステム」である.

► POS は三つの段階で構成される.
第Ⅰ段階：POMR の作成
第Ⅱ段階：POMR の監査(記録中の欠陥を発見する)
第Ⅲ段階：記録の修正(欠陥を修正して記録を仕上げる)

► POMR によりデータ収集と記録の効率化, 記録内容の容易なチェックと修正, 医療チーム内のコミュニケーションの改善が可能となる.

► POMR の監査では, POMR 作成時に必要な基礎データや問題リストに漏れがないか, SOAP の記載や治療内容が適切か確認を行う.

► 記録の修正は, 監査の結果により記載の修正や補充を行ったり, 実際に提供した理学療法が有効であったか, 判断し修正を行う.

► SOAP による記録は, 問題リストの個々に対して記載されるが, 理学療法における問題点は複数の要因によって生じていることが多いため, 複数の問題点を包括して記載するなどの工夫をすることもある.

► SOAP による記録は, どのような問題に対し, どのような理学療法を計画し, どのような結果(検査測定, 評価のデータ)を得たのかを日々記載していくため, 理学療法の効果の検証や研究にも利用しやすい.

E. 症例報告の書き方

► 臨床実習で作成する症例報告の多くは, 自らの知識や理解を深める目的であり, 学術

52 第3章 記録方法とデータ管理

表3-5 症例報告の重要性

症例報告を重視する理由
① 症例報告が疾患発見の契機に
② 今でも新規手技は症例報告が契機
③ 症例報告は新規手技発表に特に好適
④ 新規概念・手技は第1提唱者の手柄：大至急症例報告を書くべき

症例報告の目的
① 新しい評価や治療を試みる
② まれな疾患の経験を共有する
③ 特異的な症例の経験を共有する
④ 新知見（新たな仮説）を探索する
⑤ 経過や結果を共有する

または臨床業務における症例報告とは目的や意味が異なる.

► ここでは，学術的な症例報告，臨床業務における症例報告（経過報告書）について述べる.

1 学術的な症例報告

► 症例報告は，雑誌などでは原著論文や総説などとは別にして取り扱われているが，症例報告の価値が原著論文より低いからではない.

► 症例報告には原著論文とは違った意味がある. 一編の症例報告が，複数の研究論文より，もっと多くのことを語ることがある（表3-5）.

► 学術的な症例報告を行うためには，クリニカル・クエスチョン（臨床上の疑問）を持つことが重要である.

► クリニカル・クエスチョンを持つには，普段から適切な記録を取るように心がけること，症例を丁寧に注意深く観察すること，症例の変化に気付く観察力を養うこと，症例報告に適した症例を選択することが必要である.

► クリニカル・クエスチョンを持つことができたら先行研究をリサーチし，報告する価値があるかを判断する.

► 記載する内容は「タイトル」「要旨」「緒言」「症例紹介」「考察」が含まれる.

a. タイトル

► 一見しただけで内容を想像できるようにする.

b. 要 旨

► 症例報告の内容を網羅させる.

c. 緒 言

► テーマに関する背景を記述する.

► 「すでに分かっていること（背景）」「分かっていないこと（問題）」「まだ分かっていないことの中で，今回の報告で明らかにしたいこと」の順序で書かれていると分かりやすい.

d. 症例紹介

- ► 一般情報では症例の経過や結果に影響するかどうかを見極めて記載すべき情報を選択する．そのためには，既知のバイアス*が何かをリサーチし，情報として漏らさないようにしなければならない．
- ► 使用するアウトカムはできるだけ信頼性と妥当性が検証され，国際的に使用されているアウトカムを選択する．
- ► 経過はグラフで示すと変化が分かりやすい．

●**バイアス**：考え方や意見に偏りを生じさせるもの

e. 考　察

- ► 結果を適切に解釈して，十分にリサーチした先行研究と比較しながら論理的考察を展開していく．
- ► 過度な推論や断定的な表現は避ける．
- ►「結果」に書かれていないことは論じない．

2　臨床業務における症例報告（経過報告書）

- ► 臨床業務の中で，リハビリテーションにおける連携が重要であるのはいうまでもない．
- ►「多職種チーム医療」という「横の連携」が重要である．
- ► もう一つ大事な連携は，時系列的な「縦の連携」である．これは急性期から生活期までの連携ということである．
- ► 地域包括ケアシステム（p.76 参照）を構築していく中で，シームレスなリハビリテーションの提供が求められている．
- ► 対象者をシームレスに支援するためには，「情報の共有」が重要となる．連携施設との直接的（口頭でのコミュニケーション）やりとりもあると思うが，経過報告書（文字でのコミュニケーション）などのやりとりが一般的である．

a. 連携施設の理学療法士への経過報告

- ► できる限りＡ４判の用紙１枚でまとめる（不必要な情報を省略する努力をする）．
- ► 入れるべき重要項目を以下に記す．
  - ① 開始時から終了時までの示すべき理学療法評価結果とその変化．
  - ② 経過，および状態の悪化期間など．
  - ③ 理学療法における問題点とその分析，それに対し実施した理学療法．
  - ④ 対象者の望み，発症前の起居移動動作，家屋調査の情報，趣味，職業など．
  - ⑤ 対象者と家族がどのような説明を受けているか．

b. カンファレンスに向けた症例報告

- ► 多職種とのカンファレンスで特に重要なものは，リハビリテーション・ゴールの設定および共有である．
- ► 特に忘れてはならないのが，対象者を中心に据えるということである．
- ► 対象者中心のリハビリテーション・ゴールから理学療法が担当する基本動作のゴール

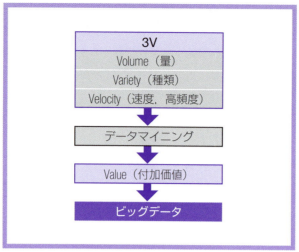

図 3-1. ビッグデータの構成

を設定する.
- 他の職種が分からない細かな検査結果を伝える必要はない.
- 基本動作について,対象者は現在何ができるのか(できるADL),何をしているのか(しているADL),将来何ができないのか,何ができるようになるのか(予後予測)をカンファレンスで伝えなければならない.
- これから必要になると思われる補装具などの作成や住宅改修についても伝える必要がある.

3-2. ビッグデータと政策

A. ビッグデータ収集の意義

1 ビッグデータとは

- ビッグデータの本来の一般的な定義としては「volume(量),variety(種類),velocity(速度,高頻度)の3Vとvalue(付加価値)の4Vで特徴付けされるデータ」とされている(図3-1).
- しかし,限局的なものを大量に集めたものがビッグデータであるなど,誤った定義で認識されていることも少なくない.
- 最後のV(value)を導くためには従来の統計処理とは異なる分析手法を用いてデータマイニングすることが大切となる.
- データマイニングとは大規模なデータから価値・意味のある情報を選別する手法のことである.
- そのため,ビッグデータの統計手法は,従来のような仮説を検定していく「予測型手法」としての回帰分析などだけではなく,大規模なデータから仮説をつくる,特徴的なパターンを見つけだす「分類型手法」としてクラスター分析や主成分分析なども用いる.

3-2. ビッグデータと政策 55

●**AI** : artificial intelligence

> 近い将来には理学療法士がプログラム立案をしていくのではなく，患者自ら，またビッグデータから患者の状態を判断した人工知能（AI）がプログラムの追加や削除を理学療法士に提案するシステムができあがるかもしれない．それらが対象者，関係の方々の障害からの克服，生活の改善にとって有益であれば理学療法士によるプログラム立案に固執すべきではない．

2 ビッグデータの意義

- ► ビッグデータの本来の意義は，ビッグデータから役立つ「付加価値 value を見いだす」こと，つまり理学療法の分野でいえばビッグデータの情報を理学療法に活かすことである．
- ► 一つめの V（volume）はもちろん大事であるが，二つめの V（variety）がとても重要になる．
- ► 例えば，ADL能力が同程度の方々ばかり集めた大量なデータで理学療法効果を検証してもADL指標における天井・床効果*といった違う視点での知見をかえって見逃してしまうこととなる．
- ► この例からも，いかにvolume よりも variety の視点が大切であるかが理解できる．

●**天井効果，床効果**：一般的な試験において，課題が簡単すぎる場合にはすべての項目において成績が高得点となり，個の差が出なくなってしまうことを天井効果という．逆に課題が難しすぎる場合には成績が限りなく下がり差が出なくなってしまう．このことを床効果という．

3 理学療法におけるビッグデータ

- ► セキュリティの問題をクリアして，システム構築ができれば，約13万人もいる理学療法士の中で教員や研究者を除いた臨床の方々が1人1症例ずつデータを入力すると今日にでもビッグデータのvolume，そしてvarietyはむしろ揃う．
- ► 後はvelocityとして定期的に蓄積し，何よりも大切となるvalueを見いだすことが重要となる．
- ► データ収集における誤差を減じることを重視しすぎてvarietyを限局してしまった結果，volumeもないのが現状である．
- ► あくまでもvalueを見いだすことはデータがvolumeとvarietyを有してから行うことである．
- ► valueが始めから分かっているのであれば，データ収集する必要性はない．valueを見いだす作業となるデータマイニングが最も難しい過程となるため，システムが完成したとしてもデータが死蔵されていく可能性もある．
- ► インターネットによる文献検索システムの進展によって，学部学生がシステマティックレビューした卒業論文が海外雑誌にアクセプトされる時代となった．
- ► しかし，そこにはvalueを見いだす視点が少ないため，先達の知恵とベテランの経験値に基づく視点が必要となる．
- ► 逆に若手ほど新鮮な発想を有しており，そこをバランスよく取りまとめていく中堅の能力も必要となる．
- ► このようにビッグデータの3Vにはハード面としてセキュリティに配慮したシステム構築が必要であるが，最後のVとなるvalueにはソフト面として，データを高度なパソコン操作能力で解析していく能力ではない，真の意味での理学療法士の知恵が必要

56 第3章　記録方法とデータ管理

3V
Volume（量） 13万人のPT
Variety（種類） 12の分科学会と10の部門の領域の対象
Velocity（速度，高頻度） 365日勤務体制

↓

データマイニングと Value（付加価値） 12の分科学会と10の部門で 構成される日本理学療法士 学会によるパブリックコメント

↓

理学療法におけるビッグデータ

日本理学療法士学会（12の分科学会と10の部門）

日本運動器理学療法学会	産業理学療法部門
日本基礎理学療法学会	精神・心理領域理学療法部門
日本呼吸理学療法学会	徒手理学療法部門
日本支援工学理学療法学会	物理療法部門
日本小児理学療法学会	理学療法管理部門
日本神経理学療法学会	ウィメンズヘルス・メンズヘルス理学療法部門
日本心血管理学療法学会	栄養・嚥下理学療法部門
日本スポーツ理学療法学会	学校保健・特別支援教育理学療法部門
日本地域理学療法学会	がん理学療法部門
日本糖尿病理学療法学会	動物に対する理学療法部門
日本予防理学療法学会	
日本理学療法教育学会	

図 3-2．理学療法におけるビッグデータの構成

となる．

▶そこで有効活用すべき要素が日本理学療法士協会の日本理学療法士学会のシステムとなる（図3-2）．

▶理学療法士が色々な施設で多種多様な疾患，障害を有している対象者を担当していることが逆にvarietyに富んだデータをvolumeとして集まることとなる．

▶疾患，障害名，年齢，実施した検査・測定項目，問題点，ゴール，プログラム，担当理学療法士の経験年数を学生時代にサマリー発表したレベルの表現でもよいので，ひたすらデータ入力していくだけでも，10万人のデータが集まれば，valueを見いだす材料となる．

▶どのような疾患を担当することが多いのか，これは学校教育カリキュラムの妥当性に有益な情報を提供する．

▶各疾患で行われている検査・測定項目の情報は評価の優先順位の確立や取りこぼしを防ぐことができ，これは特に学生や若手理学療法士にとって有益な情報となる．

▶経験年数で異なる評価と共通して行われている評価，プログラムはどのようなものがあるのかも有益なデータとなる．

▶このようにビッグデータは患者や対象者にとって公平性ある情報を提供するかもしれない．

▶日本理学療法士協会出版の「理学療法白書」以外でvolumeある情報が整理されているものが理学療法分野ではあまりなく，それをデータマイニングしているものもない．

▶だからこそ，ビッグデータの結果から，次の検証への展開がすぐにでも色々な視点からできるチャンスが理学療法には潜んでいるのである．

> MEMO
> 　ある歯科医から受けた診察を別の歯科医で受けたときに，診察もなくいきなり別の治療をされたら違和感を覚えるはずである．検査測定しなくても動作さえ見ていれば機能障害の程度は分かるなどという高慢な考え方を知らないうちに持ち，機能障害の評価が不十分なままで理学療法を実施しているかもしれない．働き出したら角度計なんて使っていないという発言を自慢げにしてよいものなのか．たしかに見立ては間違っていないかもしれないが，他の機能障害を見落としてはいないだろうか．

4 　医療分野のビッグデータと政策，理学療法分野における現実

- ►医療分野のビッグデータとしては，厚生労働省が整備してきたナショナルデータベース（NDB）が有名である．

●NDB：national data base

- ►NDBとは，国が保有するサーバーに蓄積されたレセプト情報・特定健診などのデータベースのことである．
- ►元々，わが国にはDPC（診断群分類）に基づく診療情報のデータがあった．

●DPC：diagnosis procedure combination

- ►わが国の医療は，投入した医療資源をすべて請求する「出来高払い」が基本であったが，過剰診療を招くとの批判から1日あたりの単価となる「包括払い」のための分類としてDPCが導入された．
- ►その結果，在院日数の短縮という効果を示し，現在DPCはNDBに含められている．
- ►厚生労働省はNDBの提供も行っており，NDBを活用した報告書や学術論文が公表され，実際に政策立案などの場面におけるエビデンスとして活用された．
- ►つまり3Vから4Vに移行し，政策立案という付加価値が生み出されている．医療費助成制度を見直す過程でも受給者数や医療費・公費負担額の変化についてのNDBを活用した研究成果から，法律改正や地域医療計画が策定され始めている．
- ►NDBの利用は規制緩和され，一般企業でも利用可能となったが，厳しいセキュリティ環境が求められるためNDB利用が急速に広がらないともいわれている．
- ►しかし，学術・政策研究の場面ではNDBによるエビデンスがより重要な役割を果たしていくことには変わりがない．
- ►そこで現実的な問題となってくるのがDPCは病院単位でのデータ収集であり，個人単位では紐付けできないことである．
- ►マイナンバー制度を用いた紐付け作業が導入されたが，個人情報保護の壁が立ちはだかる．
- ►しかし，医療においてはマイナンバーのように保健医療福祉以外の種々な情報は必要ではないため，別途に医療ID，少なくとも理学療法IDのようなものを導入して，病院，施設，診療所などでのシームレスな理学療法が展開できるシステムづくりが必要となる．
- ►そして，現場の理学療法士はこのシステムづくりを傍観しているだけの批判的な「評論家」になってはいけない．
- ►多くの理学療法士が内心気付いているはずであるが，自分のこと，患者や対象者とその関係者のこととしてシステムづくりに参画していくべきである．
- ►システムづくりや制度は政治的な動きからスタートするのではなく，現場の声から本

来生まれるものであり，エビデンスがある現場の声として政策に取り上げてもらえるデータがビッグデータなのである．

- ▶ システムや制度ができた後は現場が前向きな意志をもって実践し，随時改善していくべきである．
- ▶ 理学療法には言葉やデータでは表せない部分もあるが，示せる部分をきちんと示した上で，表せない部分をvarietyな表現としてどう示していくかを検証していかないと理学療法に未来はない．
- ▶ 表現や分類が曖昧でも，普段行っていることを今できる最大限の共通言語として残して，未来の理学療法士に現在までのデータにさらなるvalueを見いだしてもらうことを期待しつつデータを蓄積していく努力がビッグデータづくりには必要となる．
- ▶ 医療技術や機器の進歩がある以上，限界も当然ある．後輩たちにその言葉で表せない貴重な技術をできる限りきちんと形として残して引き継ぐことを，自ら放棄してしまうことは許される行為ではない．
- ▶ 保険制度における理学療法士の立場をシステムづくりの「評論家」としてではなく，ビッグデータづくりの一翼として担っている「実践家」として参画していく自覚を持つ必要がある．
- ▶ 単に単位数といった量的規制や健康保険の対象の検討といった目的だけにビッグデータを使うのでなく，その後の施策の検証までを行うことでビッグデータの完成となる．

> 医師の指示のもと，保険点数で守られてきた現状から，万が一自由診療となったとき，どれだけの理学療法士が生き残っていけるのであろうか．想像以上に若手理学療法士の方がこの辺りの危機感を強く持っているのではないだろうか．理学療法の技術などは言葉やデータで表現できないものだから文献なんて読まない，患者がよくなっていればそれでよい，データの蓄積なんて組織がやることで，保険点数も上がらないなどという理学療法士もいる．気持ちは分からなくもないが，対象者とその関係者を考えたとき最新の知見を学ぶ姿勢は大切である．

5 ▶ 理学療法におけるビッグデータ収集に必要な手順と意義

- ▶ 理学療法におけるビッグデータ収集において必要となる手順は以下のとおりである．
  - ① 患者や対象者の理学療法に関する個人情報提供の同意を得るための手続きとその書式を策定．
  - ② ①で策定した手法を理学療法士が学習できる講習会として開催．
  - ③ データを蓄積するサーバーの設置とセキュリティの保守をSEとともに実施．
  - ④ データ記入の書式策定．
  - ⑤ データの付加価値の検証作業．
- ▶ わが国の医療，保健，福祉の集大成となりうる地域包括ケアシステム（p.76 参照）において，病院，施設，在宅のどこでもシームレスに対象者一人ひとりが迷うことなく，理学療法の提供を受けることができる環境を構築して，対象者やその関係者の毎日が輝けるものになることが理学療法におけるビッグデータ収集の意義となる．

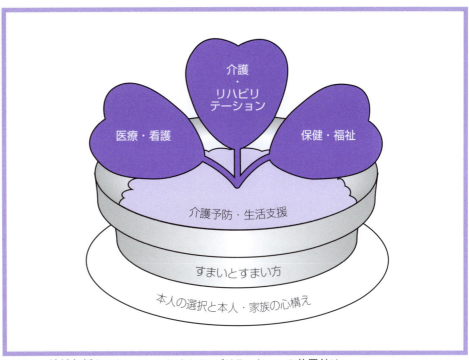

図 3-3. 地域包括ケアシステムにおけるリハビリテーションの位置付け
［三菱UFJリサーチ＆コンサルティング「平成27年度厚生労働省老人保健健康増進等事業〈地域包括ケア研究会〉地域包括ケアシステムと地域マネジメント（地域包括ケアシステム構築に向けた制度及びサービスのあり方に関する研究事業）」2016年より引用］

> **MEMO** 今日得たビッグデータは諸外国でも類を見ない少子超高齢社会であるわが国の予防領域に関するビッグデータとして将来の世界，人類に計り知れない恩恵を及ぼす金の卵にもなりうる．

B. 管理者ネットワークの意義

▶ 病院，施設の機能分化，在院日数の短縮化が進むことで機能が集約していくと，一病院や施設だけでは解決できない問題も発生してくる．

▶ そのような場合，地域におけるネットワークが問題解決の重要なポイントとなる．

▶ 地域におけるネットワークの枠組みとなる地域包括ケアシステムを厚生労働省は「自助」「互助」「共助」「公助」の四要素で構成し（図4-5 参照），その中でもリハビリテーションを三つの葉の真ん中に位置させることで意図的に中央的存在とした（図3-3）．そして，充実・強化する「医療・介護連携」「認知症対策」「地域ケア会議」「生活支援」「介護予防」の五つの分野にかかわり，今後の日本の地域を支えるリーダー的存在を担うチャンスを理学療法士は与えられたのである．

1 理学療法士の増加に伴う環境の変化

- ▶約20年前の理学療法士の地方学会であれば，参加者がお互いに顔見知りである時代で情報の共有もたやすかった．
- ▶転院されてきた患者に前院での担当理学療法士の名前を聞くと大抵が知り合いで，前院での理学療法がある程度推察できることもあった．
- ▶しかし，現在では理学療法士が13万人（2016年度）にもなり，近隣施設でさえ，どのような理学療法士がいるのか分からない状況である．
- ▶その問題を解決し得る存在が日本理学療法士協会と日本理学療法士連盟である．医療系の学術職能団体で地方支部（日本理学療法士協会における各都道府県士会のような地方的な組織）を有している学術職能団体は意外と少ない．
- ▶理学療法士の日本理学療法士協会加入率は多くの団体に比べはるかに高い（医師60％弱，看護師約50％，理学療法士80％程度）．
- ▶このように理学療法士同士が日本理学療法士協会や日本理学療法士連盟内でつながりを有していることは大きな武器となる．
- ▶日本理学療法士協会主催の全国学術大会は2018年度から各分科学会にその機能を移行し，理学療法士の専門性を深める流れが構築された．
- ▶専門に特化した活動にあまりに移行すると人を臓器別で見てしまうこととなり，本来の理学療法の役割である生活を支える視点を軽んじてしまう．
- ▶理学療法士は動作を運動学的視点から分析し，生活を支える介入を行う職種であるというアイデンティティーを忘れてはいけない．
- ▶多くの合併症を有して生活を送っている高齢者を始めとした，対象者に対する適切な理学療法を地域で提供できなくなる危険性があるだけでなく，他の施設へ転院となった時に転院先の理学療法の状況がまったく分からないままで，後は次の施設にお任せとなってしまう可能性もある．
- ▶したがって，対象者の病期や障害の程度に応じ，ベストな理学療法が提供できるようにしていくためにもネットワークは重要である．

2 理学療法士のネットワーク

- ▶このような理学療法士を取り巻く環境の変化，一人ひとりの理学療法士がお互いのことを把握する困難さから，病院，施設などの診療体制，スタッフ数や経験年数，施設における理学療法の特徴といった情報を共有するシステムが必要である．
- ▶そのためには，これらの情報をお互いが提供，開示するネットワークを形成することも重要である．そして，理学療法士のネットワークを効果的にするためには管理者同士が情報共有できる管理者ネットワークが必要となる（後述）．

3 理学療法の管理者の定義と管理者ネットワーク

- ▶日本理学療法士協会では管理者を「部下を持つもしくは部下はなくても業務上の責任ある立場として，組織から指示を受け活動している方」と定義している．

表 3-6. 管理者人材育成の目的

1. 県士会, ブロック, 市町村へとミクロ化する組織対応範囲の充実
各都道府県における地域包括ケアシステムに対する取り組みは推進され, ブロックや市町村へと依頼への対応はミクロ化している. 組織として対応するには, 各地域を基盤としている医療機関, 介護保険関連施設, 教育機関などに従事している管理者の協力体制が必要不可欠である.
2. 医療・介護の再編に対する対応能力の強化
医療・介護サービスの連携, 医療機関の機能分化などに伴う病床再編の動向は, 理学療法士の勤務状況や雇用を左右する事項であり, 管理者が病床機能などに応じた理学療法士の役割を的確に把握する必要性が増している. この状況下において, 所属法人の組織運営に適切に対応し, 貢献することが理学療法士の存続とも大きく関係してくる. そのための管理者間の情報提供や交換は重要となっている. 学校教育においても病床再編の動向に対応することが求められるため, 教育管理者の参画も重要である.
3. 多様な職場に勤務する理学療法士の質の向上のための管理者能力の強化
急増する理学療法士における質の低下は, 職種に対する信頼の危機ともなる. 質の向上・維持には身近な管理者の質に対する意識や活動が重要である. 管理者の能力を向上させるために, 協会, 士会が一体となって管理者の育成を強化する.

［日本理学療法士協会ホームページ〈http://www.japanpt.or.jp/members/lifelonglearning/kanrisya/〉（2018年8月閲覧）より作成］

▶ここで意識したいのが, 病院, 施設における縦の立ち位置, 地域における理学療法士間の横の立ち位置, 地域包括ケアシステムにおける地域生活への対応の依頼を受けるという立ち位置, そして地域の一住民としての立ち位置, などの様々な立ち位置を踏まえた多角的な管理者ネットワークへの参画である.

▶各施設の理学療法部門の管理者が定期的に集まって, 情報交換していくことで, ノンバーバルな情報を含んだ有用な情報交換が可能となる.

▶ここで注意すべきは, 対象者の情報を守秘義務としてきちんと守り, ネットワークを形成することである. また, ネットワーク形成のためには日本理学療法士協会, 日本理学療法士連盟はもちろん各都道府県士会を活用し管理者研修会などを活発に行うことで実践的な管理者ネットワークが形成される.

▶日本理学療法士協会による「協会指定管理者制度」と「地域包括ケアシステムに関する推進リーダー制度」などもネットワーク形成の手段となると考えられる.

4 理学療法の管理者ネットワークの意義

▶日本理学療法士協会による「協会指定管理者制度」での管理者人材育成の目的を表3-6に示した. ここから読み取れる理学療法における管理者ネットワークの意義は, 国, 地域, 患者, 対象者とその関係者から求められている理学療法の質を保証, 高めていくための組織的な活動と情報の発信の拠点, ホームグラウンドを形成できることであり大切な柱に位置付けられている.

C. パブリックコメント（要望書）

1 パブリックコメントの定義

- ▶ **パブリックコメント**とは公的な機関が広く，publicにcommentなどを求める手続き，意見を公募する手続きである「パブリックコメント手続」による「公衆の意見」のことである．
- ▶ わが国では意見を公募する手続きそのものを指す言葉としても用いられる．
- ▶ すでに内閣府のホームページ上に総合窓口（e-Gov）が存在し，意見募集された案件が確認できる．また，意見募集中のものに対しては団体でも個人でも意見を提出できる．

2 理学療法におけるパブリックコメント

- ▶ 日本理学療法士協会のホームページ上にも，すでにパブリックコメントを募集するコーナーがある．
- ▶ 他の医療系ではパブリックコメントを活かしたガイドラインや診断基準などの策定を実践している．
- ▶ ビッグデータを収集し，付加価値を見いだして行く作業において，パブリックコメントは活用され，理学療法士組織としての提案となり，これを有効に政策へ活かして行くことで，これら一連の過程の意義が成立する．
- ▶ そのためには，まず一人ひとりの理学療法士が意見を持つこと，そしてその意見を聞いてくれる体制はすでにできていることを認識し，匿名を使わず責任ある意見をしっかりと述べるべきである．
- ▶ 行動を伴わない批判にとどまることなく，一個人がパブリックコメントとして意見できる場が広く開かれた時代だからこそ，いうべき時は公の場で意見するという姿勢が大切になってくる．

> わが国は昭和40年の第1回国家試験110名の合格者から，平成30年度では累計161,476名の国家試験合格者が生み出されたという世界一の理学療法士数の理学療法大国になった．医師数の3分の1という数値を多いと考えるか，少ないと考えるか．国民の0.1％となった理学療法士数は少なくとも政策に意見する職能団体としてのvolumeを有し始めており，その社会的責任を果たさなければならない時代であることを自覚すべきである．

学習到達度自己評価問題

■ 次の（　　　）に適当な語を入れよ．
- 日常生活動作に関するデータには（　　　）や（　　　）が用いられる．
- 早期から集中的に理学療法を実施した効果判定として，（　　　）の向上や（　　　）の短縮が重要となる．
- 診療記録の記載は，（　　　）と（　　　）の二つの根拠がある．
- SOAPによる記録は，S（　　　），O（　　　），A（　　　），P（　　　）の4項目について記載する．
- 学術的な症例報告を行うためには，（　　　）を持つことが重要であり，普段から適切な記録を取るように心がけることが必要である．

■ ビッグデータの構成と，その中で最も重要となる要素を述べよ．

■ 日本理学療法士協会による「協会指定管理者制度」での管理者人材育成の目的を述べよ．

■ 理学療法におけるパブリックコメントの意義が成り立つための流れを述べよ．

4 社会保障と保険制度

学習の目標

- ▶ 診療報酬について理解する.
- ▶ 医療保険制度と介護保険制度について理解する.
- ▶ わが国の医療の特徴について理解する.
- ▶ 地域包括ケアシステムについて理解する.
- ▶ 政策の目的や効果を知ることが,部門管理上必要であることを理解する.
- ▶ 政策の形成過程を理解する.
- ▶ 政策の形成過程にかかわる組織や団体を理解する.
- ▶ 医療費・介護保険費用の財源を理解する.
- ▶ 国民皆保険制度の意義と特徴を理解する.
- ▶ 国民皆保険制度の崩壊が危惧されている理由を理解する.
- ▶ 診療報酬改定がどのような過程を経て決定されるのか理解する.
- ▶ 疾患別リハビリテーション料の成立と弊害を理解する.
- ▶ 理学療法士が自らの専門性を守り,発展させ,地域社会に貢献するために必要なことを理解する.
- ▶ 理学療法士の需給,および希少性と賃金の関係性を理解する.
- ▶ 地域社会の発展のために理学療法士に必要な連携を理解する.

▶▶▶ 4-1. 医療・介護の制度と報酬

- ▶ 日本国憲法第25条には国民の生存権と国の責任が明示されている.
- ▶ すべて国民は,健康で文化的な最低限度の生活を営む権利を有する(生存権).
- ▶ 国は,すべての生活部面について,社会福祉,社会保障および公衆衛生の向上および増進に努めなければならない(国の使命).
- ▶ 社会保障とは,国民の生存権に基づいて国民の生活を保障するための国の政策である.
- ▶ 社会保障は主に社会保険,社会福祉,公的扶助,保健医療・公衆衛生から構成されている(表4-1).
- ▶ 社会保険制度とは,国民が病気,ケガ,出産,死亡,老齢,障害,失業など生活困難をもたらす様々な場面(保険事故)に遭遇した場合,一定の給付を行い,その生活の安

66 第4章 社会保障と保険制度

表 4-1. 社会保障制度の定義

社会保障	内容
社会保険[*1]	国民健康保険[*2]，厚生年金保険，厚生年金基金，国民年金，雇用保険，労働者災害補償保険，公務災害補償，国家公務員共済組合，介護保険，その他
社会福祉	身体障害者福祉，高齢者福祉，児童福祉，母子福祉など
公的扶助	生活保護
保健医療，公衆衛生	保健所，伝染病予防，精神衛生事業，公害対策，一般廃棄物処理施設，その他

[*1] 被用者保険の保険料は，原則として月収を段階区分した標準報酬月額と賞与に一定保険料率を乗じたものの総額を事業主と折半して負担する．

[*2] 国民健康保険は，所得によって負担割合が変化する所得割率，固定資産税額によって負担する割合が変化する資産割，被保険者数によって負担が異なる均等割，世帯数によって負担が異なる平等割から組み合わせて（所得割と平等割は必須），世帯主がまとめて負担する．

定を図ることを目的とした強制加入の保険制度である．年金制度，医療保険，介護保険などが含まれる．

► **社会福祉制度**とは，障害者や母子家庭など社会生活を送るうえで様々なハンディキャップを負っている国民が，それらを克服して，安心して社会生活を営めるよう，公的な支援を行う制度である．社会福祉や児童福祉などが含まれる．

► **公的扶助制度**とは，生活に困窮する国民に対して，最低限度の生活を保障し，自立を助けようとする制度である．生活保護制度が含まれる．

► **保健医療・公衆衛生制度**とは，国民が健康に生活できるように様々な事項についての予防や衛生のための制度である．保健事業，母子保健，公衆衛生などが含まれる．

A. 診療報酬（体系，性格，改定，手順など）

► 診療報酬とは，保険医療機関である病院や薬局などが患者に対して行った保険医療行為に対する対価として**医療保険から受け取る報酬**のことである．

► 医師の診察料，薬剤師の調剤技術料や薬剤費，検査費用など様々な医療サービスが含まれる（図4-1）．

► 診療報酬制度の管轄は，**厚生労働省**である．

► 保険診療の範囲や内容，保険医療サービスの価格は**中央社会保険医療協議会**の答申によって定められている．

► 保健医療サービスの各項目は，点数化されており**1点10円**で計算される．

► 点数表の体系は「医科診療報酬点数表」「歯科診療報酬点数表」「調剤報酬点数表」「診断群別点数表」に分けられる．

► 医科診療報酬点数表は大きく「基本診療料」「特掲診療料」「介護老人保健施設入所者に係る診療料」「経過措置」に分けられる．

► 診療報酬の改定は，原則**2年**に1度行われる．

► 診療報酬の引き上げや減算は診療報酬点数によって実施される（p.91 参照）．

► 近年，一部の大学病院や総合病院では診断群別の包括評価によって1日の診療報酬が

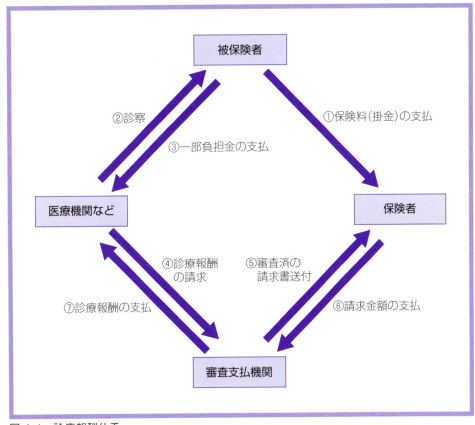

図4-1. 診療報酬体系
［厚生労働省：第1回社会保障審議会，後期高齢者医療の在り方に関する特別部会，資料3-1，現行の診療報酬体系，2006〈http://www.mhlw.go.jp/shingi/2006/10/dl/s1005-4e.pdf〉(2018年8月閲覧)より作成］

●DPC : diagnosis procedure combination

定額となる診断群分類(DPC)が開始されている．
▶ DPCは専門家による臨床的観点と調査参加病院のデータに基づいて開発されたわが国独自の分類である．
▶ DPCは，最も医療資源を投与した傷病名でまず分類され，つぎに診療行為などによって分類される．

●ICD : international classification of disease

▶ DPCの傷病名は国際疾病分類(ICD)に基づいて決められている．
▶ DPCの場合における診療報酬は，DPCによる包括的報酬(DPCごとの1日あたり点数×医療機関別係数×入院日数)と出来高報酬(手術，麻酔，放射線治療，内視鏡検査，リハビリテーションなど)によって定められている．
▶ 2016年改正では，「治す医療」から「治し，支える医療」への転換が求められ，健康寿命延長のため，予防・健康増進の取り組みが重要視された．
▶ 急性期，回復期，生活期と状態に応じた良質な医療が適切に提供されることに加えて，必要に応じて介護サービスとの切れ目のない連携が必要と考えられ，地域包括ケアシステムの推進と医療機能の分化・強化，連携が強く求められた．

表 4-2. 医療保険制度の概要

制度			被保険者	保険者(運営者)
被用者保険	健康保険	政府管掌健康保険(政管健保)*	中小企業の会社員など	政府(社会保険庁)
		組合管掌健康保険(組合健保)	大企業の会社員など	健康保険組合
	船員保険		船員	政府(社会保険庁)
	共済組合		公務員,私学教職員など	各種共済組合
国民健康保険			自営業者,農業者,年金生活者,無職など	市(区)町村国民健康保険組合
			被用者保険の退職者(65歳未満)	市(区)町村
後期高齢者医療制度			75歳以上の方,および65歳以上で一定の障害状態にある方	後期高齢者医療広域連合

B. 医療保険制度と介護保険制度

1 医療保険制度

▶ わが国の医療保険制度は,**74歳以下**の国民に対して職域によって分けられた各種被用者保険と居住地によって分けられた国民健康保険,**75歳以上**の後期高齢者医療制度に分類される(表4-2).

a. 被用者保険と国民健康保険

▶ 74歳以下の国民は就労形態や就労先に応じて**表4-2**に示す保険に加入する.
▶ 給付は,診察,薬剤または治療材料の支給,処置・手術その他の治療,居宅における療養上の管理およびそれに伴う世話やその他の看護,入院およびそれに伴う世話やその他の看護などの医療サービスであり,原則現物支給である.
▶ 健康診断(人間ドックなど),美容整形,通常出産に給付はなく,全額自己負担である.
▶ 他の現金給付には,出産育児一時金,出産手当金,疾病手当金,埋葬料がある.
▶ 患者の自己負担は,**原則3割**である.

b. 後期高齢者医療制度

▶ 75歳以上の国民は,後期高齢者医療広域連合を保険者とする後期高齢者医療制度に加入する.
▶ 後期高齢者医療制度の被保険者の一部は広域連合の認定を受けた65 ～ 74歳で一定程度の障害がある方も対象となる.
▶ 保険給付の内容は,被用者保険や国民健康保険とほとんど同じである.
▶ 保険料は,後期高齢者医療広域連合の条例で定められている.
▶ 被保険者の所得に応じて負担金額が異なる所得割額と被保険者均等に負担する均等割額の総額が個人単位で徴収される.
▶ 保険料の徴収は,**市町村**が行っている.
▶ 年間18万円以上の年金給付受給高齢者は,年金給付からの天引き(**特別徴収**)または

4-1. 医療・介護の制度と報酬　69

区分	外来（個人）	限度額（世帯*1）
○現行（70歳以上）		
現役並み（年収約370万円以上）健保　標報28万円以上　国保・後期　課税所得145万円以上	44,400円	80,100円+1%〈44,400円〉
一般（年収156万〜370万円）健保　標報26万円以下　国保・後期　課税所得145万円未満*2	12,000円	44,400円
住民税非課税	8,000円	24,600円
住民税非課税（所得が一定以下）		15,000円

区分	外来（個人）	限度額（世帯*1）
○1段目（平成29年8月〜平成30年7月）		
現役並み	57,600円	80,100円+1%〈44,400円〉
一般	14,000円（年間上限14.4万円）	57,600円〈44,400円〉
住民税非課税	8,000円	24,600円
住民税非課税（所得が一定以下）		15,000円

区分（年収）	外来（個人）	限度額（世帯*1）
○2段目（平成30年8月〜）		
年収約1160万円〜　標報83万円以上　課税所得690万円以上	252,600円+1%〈140,100円〉	
年収約770万〜約1160万円　標報53〜79万円　課税所得380万円以上	167,400円+1%〈93,000円〉	
年収約370万〜約770万円　標報28〜50万円　課税所得145万円以上	80,100円+1%〈44,400円〉	
一般	18,000円（年間上限14.4万円）	57,600円〈44,400円〉
住民税非課税	8,000円	24,600円
住民税非課税（所得が一定以下）		15,000円

＊1　同じ世帯で同じ保険者に属する者　＊2　収入の合計額が520万円未満（1人世帯の場合は383万円未満）の場合も含む．〈　　〉内の金額は，過去12ヵ月に3回以上高額療養費の支給を受けた場合の4回目以降の限度額（多数回該当）．年収は東京都特別区在住の単身者の例．第1段目として，制度の枠組みは変えず限度額のみが引き上げられる．第2段目としては，所得区分を細分化して限度額を引き上げる．

図4-2. 高額療養費の段階的見直し

［厚生労働省：高額療養費制度の見直しについて（見直し概要）〈http://www.mhlw.go.jp/file/06-Seisakujouhou-12400000-Hokenkyoku/0000158082.pdf〉（2018年8月閲覧）より作成］

表4-3. 高額療養費制度

概　要	同月の自己負担額が一定限度額を超過した場合，超過分は高額療養費として支給される．
支　給	償還払い制度（原則として窓口負担を一時的に行い，事後的に保険者から払い戻しが給付）
	入院の場合や同一医療機関の外来の場合には，事前に医療機関窓口負担を自己負担限度額にとどめる制度もある．
自己負担限度額	適応自己負担限度額は，被保険者の所得によって異なる．
高額療養費制度の見直し	70歳以上の方を対象として，2017年8月，2018年8月と段階的に見直しが行われる予定である．

口座振替を選択して保険料を納める．

► 自己負担は原則1割である（現役並みの所得者は3割負担）．

► 被保険者の自己負担額が自己負担限度額を超過した場合，高額療養費制度（図4-2，表4-3）によって超過分の払い戻しが給付される．

► 同一世帯に複数の自己負担がある場合には，合算対象基準額以上の負担金額を合算して給付額が決められる．

► 介護保険の自己負担額との総額が一定以上を超過する場合は，高額療養費・高額介護合算制度によって負担軽減措置がある．

表 4-4. 介護保険第 2 号被保険者の対象疾患

末期がん(医師が,一般に認められている医学的知見に基づき,回復の見込みがない状態にいたったと判断したもの)
筋萎縮性側索硬化症
後縦靱帯骨化症
骨折を伴う骨粗鬆症
多系統萎縮症
初老期における認知症
脊髄小脳変性症
脊柱管狭窄症
早老症
糖尿病性神経障害,糖尿病性腎症および糖尿病性網膜症
脳血管疾患(外傷性を除く)
進行性核上性麻痺,大脳皮質基底核変性症およびパーキンソン病
閉塞性動脈硬化症
関節リウマチ
慢性閉塞性肺疾患
両側の膝関節,または股関節に著しい変形を伴う変形性関節症

2 介護保険制度

▶ 介護保険制度は1997年に関連法が成立し2000年に施行された.

▶ 介護保険成立の背景として,成立以前に老人医療費の原則無料化によって介護が受けられない高齢者の入院(社会的入院)が急増していたことがある.

▶ 介護保険は,急速な高齢化に伴う要介護者の急増や核家族化,介護者の高齢化といった社会的な問題について,医療保険から高齢者介護負担を分離した.

▶ 介護保険は**40歳以上**の全国民が普遍的に高齢者介護を支える制度である.

▶ 介護保険の基本理念は,高齢者の**尊厳保持**と**自立支援**である.

▶ 介護保険は,**要介護予防の重視**と**在宅生活優先**が求められている.

▶ 介護保険の保険者は,**市町村**および**特別区**である.

▶ 介護保険の被保険者は,市区町村の区域内に**住所を所有**するもので,65歳以上の**第1号被保険者**と40歳以上65歳未満の医療保険加入者である**第2号被保険者**に大別される.

▶ 第1号被保険者と第2号被保険者(表4-4)では,受給条件,保険料負担,徴収方法が異なる.

▶ 介護保険の財源は,被保険者の保険料と税金によって賄われている.

▶ 被保険者のサービス利用料負担額は**原則1割**(現役所得並みの被保険者は2割,または3割)である.

▶ 介護保険利用者負担額が一定上限額を超過した場合には,**高額介護サービス費**,**高額介護予防サービス費**として,超過分が介護保険から償還される制度がある.

a. 要介護認定

▶ 介護保険制度では,日常生活に介護を要する状態(要介護状態)や,日常生活支援が必

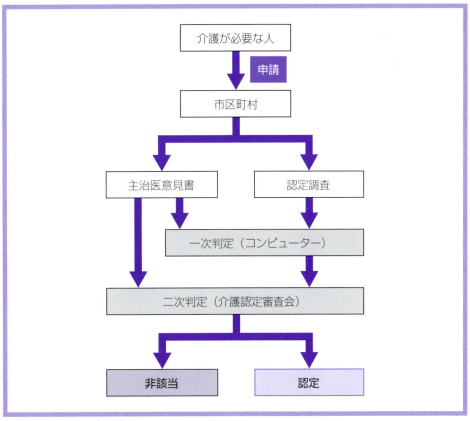

図 4-3. 要介護認定の流れ
要介護認定を受けるには，まず居住する市町村へ要介護認定の申請を行う．申請後，市町村の担当者によって心身の状況を聞き取り調査する認定調査と主治医の意見書をもとにコンピューター判定（一次判定）が行われる．その結果と介護認定審査会によって要介護認定度が認定される．

要を要し介護予防サービスによって改善が期待できる状態（要支援状態）となった場合，要介護度合によって介護保険サービスが受給できる．

▶ **要介護状態の定義**は，「身体上又は精神上の障害があるために，入浴，排泄，食事等の日常生活における基本的な動作の全部又は一部について，厚生労働省令で定める期間にわたり継続して，常時介護を要すると見込まれる状態であって，その介護の必要の程度に応じて厚生労働省令で定める区分（要介護状態区分）のいずれかに該当するもの（要支援状態に該当するものを除く．）」である．

▶ **要支援状態の定義**は，「身体上若しくは精神上の障害があるために入浴，排泄，食事等の日常生活における基本的な動作の全部若しくは一部について厚生労働省令で定める期間にわたり継続して常時介護を要する状態の軽減若しくは悪化の防止に特に資する支援を要すると見込まれ，又は身体上若しくは精神上の障害があるために厚生労働省令で定める期間にわたり継続して日常生活を営むのに支障があると見込まれる状態であって，支援の必要の程度に応じて厚生労働省令で定める区分（要支援状態区分）のいずれかに該当するもの」である．

▶ 介護保険サービス利用には，被保険者は市町村から**要介護認定**を受ける必要がある．

▶ 要介護認定は，介護の必要量を全国一律基準に基づいて客観的に判定される（図4-3）．

▶ 要介護認定によって被保険者は日常生活の要介護量に基づいて**非該当，要支援1・2，要介護1〜5**に区分される（図4-4）．

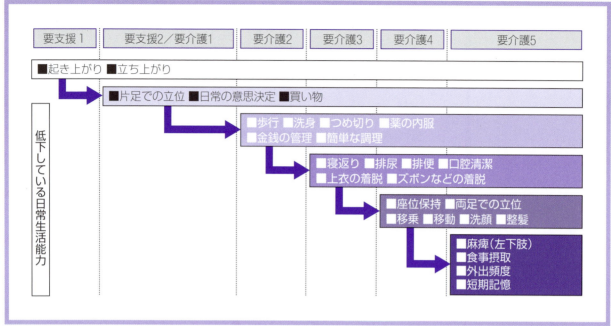

図4-4. 介護状態区分別の障害像

全74項目の要介護認定調査項目において，介助の項目（16項目）で「全介助」または「一部介助」などの選択肢，能力の項目（18項目）で「できない」または「つかまれば可」などの選択肢，有無の項目（40項目）で，「ある」（麻痺，拘縮など）などの選択肢を選択している割合が80％以上になる項目について集計．

［厚生労働省：要介護認定の仕組みと手順，資料6〈http://www.mhlw.go.jp/file/05-Shingikai-11901000-Koyoukintoujidoukateikyoku-Soumuka/0000126240.pdf〉(2018年8月閲覧)より一部改変］

- ▶ 市町村は，介護保険申請日から原則30日以内に認定を行う．
- ▶ 新規要介護，要支援認定の有効期間は原則6ヵ月である．
- ▶ 要介護更新認定の有効期間は原則12ヵ月である．
- ▶ 要介護認定の更新手続きは有効期間満了日の60日前から満了日までの間に行う．

b. サービスの給付

- ▶ 介護保険サービスの給付は，現物給付である．
- ▶ 要支援・要介護状態区分に応じて1ヵ月の支給基準限度額が決められる．
- ▶ 要支援者に対する予防給付と要介護者に対する介護給付に分けられる(表4-5)．

①予防給付

- ▶ 介護予防サービスとは，介護予防を目的とした在宅サービスである．
- ▶ 予防給付の訪問介護と通所介護は，全国一律サービスではなく，市町村の判断でボランティアやNPO，民間企業，社会福祉法人などの地域社会資源を効果的に活用していくことが求められている．
- ▶ 予防給付の訪問介護と通所介護は，2017年度末までに地域支援事業への移行が示されていた．
- ▶ その他の介護予防サービスは従来通り予防給付の対象である．

②介護給付

- ▶ 介護給付サービスにおける居宅サービスは，在宅生活を継続するうえで必要な介護を提供するものであり，訪問サービス，通所サービス，短期入所サービス，福祉用具の

4-1. 医療・介護の制度と報酬　73

表 4-5. 介護保険による介護（予防）サービス一覧

指定・監督	予防給付	介護給付
都道府県	**介護予防サービス** ・介護予防訪問介護 ・介護予防訪問入浴介護 ・介護予防訪問看護 ・介護予防訪問リハビリテーション ・介護予防居宅療養管理指導 **介護予防通所介護** ・介護予防通所リハビリテーション ・介護予防短期入所生活介護 ・介護予防短期入所療養介護 ・介護予防特定施設入居者生活介護 ・介護予防福祉用具貸与 ・特定介護予防福祉用具販売	**居宅サービス** ・訪問介護 ・訪問入浴介護 ・訪問看護 ・訪問リハビリテーション ・居宅療養管理指導 ・通所介護 ・通所リハビリテーション ・短期入所生活介護 ・短期入所療養介護 ・特定施設入居者生活介護 ・福祉用具貸与 ・特定福祉用具販売 **居宅介護支援** **施設サービス** ・介護老人福祉施設 ・介護老人保健施設 ・介護療養型医療施設
市区町村	**介護予防支援** **地域密着型介護予防サービス** ・介護予防小規模多機能型居宅介護 ・介護予防認知症対応型通所介護 ・介護予防認知症対応型共同生活介護 　（グループホーム） ・介護予防支援	**地域密着型サービス** ・小規模多機能型居宅介護 ・夜間対応型訪問介護 ・認知症対応型通所介護 ・認知症対応型共同生活介護（グループホーム） ・地域密着型特定施設入居者生活介護 ・地域密着型介護老人福祉施設入所者生活介護
その他	住宅改修	住宅改修

貸与費などがある.

►居宅サービスは，原則として都道府県知事の指定を受けた指定居宅サービス事業者，指定介護予防サービス事業者によって提供される.

►訪問サービス，通所サービス，短期入所サービスには相互に代替性がある.

►福祉用具購入費については，要介護度に関係なく一律10万円が支給限度額である.

►居宅介護住宅改修費については，要介護度に関係なく同一住居で一律20万円が支給限度額である.

►介護給付サービスにおける施設サービスは，日常生活において常に介護が必要な状態であり，在宅では十分な介護が受けられない者が入所する施設である.

►介護給付サービスにおける施設サービスは，介護老人福祉施設，介護老人保健施設，介護療養型医療施設がある.

►介護老人福祉施設として，申請によって都道府県知事から指定を受けた特別養護老人ホームがある.

►介護老人保健施設は，自治体，医療法人，社会福祉法人などが都道府県知事に申請して許可を得て開設する.

►介護療養型医療施設は，2011年度末で廃止予定であったものの，病床削減への抵抗が強く，廃止期限は2017年度末までに延長されていた（設置期限は経過措置としてさ

74 第4章 社会保障と保険制度

らに6年間延長).

- ► 介護老人福祉施設の新規入所者は，2015年度から原則として**要介護3以上**の要介護者に限定された(要介護1または2の要介護者への特例的入所も認められている).
- ► **地域密着型サービス**とは，2005年に創設され，住み慣れた地域に根差した生活の継続を支援して高齢者の居宅介護を促進するためにつくられたサービスである.
- ► 地域密着型サービスは，指定権者が**市町村**である.
- ► 地域密着型サービスの対象者は，原則として**市町村内の居住者**に限られる.
- ► 定期巡回・随時対応型訪問介護看護，小規模多機能型居宅介護，夜間対応型訪問介護，認知症対応型通所介護，地域密着型介護老人福祉施設入所者生活介護などがある.
- ► 小規模多機能居宅介護は，通いを中心として，要介護者の様態や希望に応じて随時訪問や泊りを組み合わせてサービスを提供することで中等度となっても在宅生活継続を支援するサービスである.
- ► 夜間対応型訪問介護は，夜間を含めて24時間安心して生活できる体制の整備が必要であることから，定期的な巡回と通報による随時対応を合わせたサービスである.
- ► 地域密着型サービスは，自治体間でのサービス格差が問題となっており，改善が急がれている.
- ► 居宅介護支援の給付を受けるためには，自分または**ケアマネジャー（介護支援専門員）**によって**ケアプラン(介護サービス計画)**を作成して保険者に提出する.

---

c. 地域支援事業

- ► 介護予防支援の給付を受けるためには，市町村に設置された**地域包括支援センター**を通じて**介護予防サービス計画**を作成する.
- ► 地域包括支援センターとは,**各市町村**に設置された包括的支援事業を担う機関である.
- ► 地域包括支援センターの主な役割は，**介護予防マネジメント，権利擁護事業(高齢者虐待予防など)，医療・介護・福祉の総合相談，包括的・継続的ケアマネジメント支援業務**である.
- ► 2005年の介護保険改正から**地域支援事業**が開始された.
- ► 地域支援事業は保険者である**市町村**の事業である.
- ► 地域支援事業は，要支援，要介護にいたることを予防し，要介護状態になっても住み慣れた地域で継続的に生活できる事を支援することを目的としている.
- ► 2017年には全市町村によって**介護予防・日常生活支援総合事業**が行われ，介護予防訪問介護と介護予防通所介護が移行する.
- ► 2008年の介護保険改正(2009年4月施行)では，介護サービス事業者の**不正予防**のため，**業務管理体制**が見直され介護サービス事業者本部への立入検査や事業者に対する是正勧告や命令権などが創設された.
- ► 2011年の介護保険改正(2012年4月施行)では，**地域包括ケアシステムの構築**に向けて，医療介護のさらなる連携強化，介護人材の確保や介護サービスのさらなる強化，認知症対策の推進を行った.
- ► 2014年の介護保険改正(2015年4月施行)では，**医療介護総合確保法**として，医療・介護・看護の一体的な法整備が行われた.
- ► 医療機関の機能分化を促進や地域包括ケアシステムの構築に向けた費用負担の公平化

が図られた.

- ▶予防訪問介護・予防通所介護の二つの予防給付サービスが，地域支援事業への移行も2014年の介護保険改正で示された.
- ▶2017年の介護保険改正（2018年4月施行）では，地域包括ケアシステムのさらなる強化を掲げ，自立支援・重度化防止に向けた保険者機能の強化を提言した.
- ▶介護保険制度の持続可能性の確保のため，2割の自己負担者のうち，特に所得の高い層では，自己負担割合を3割に引き上げられた.
- ▶増加する生活期の医療・介護ニーズへの対応として，長期療養可能な医療と日常生活を介護する機能の双方を兼ね備えた新たな介護保険施設（介護医療院）が創設された.
- ▶近年は団塊の世代が後期高齢者となる2025年問題と都市部の高齢化が問題である.
- ▶介護保険によって介護サービスを医療保険から切り離したが，今後は医療介護の継ぎ目のない連携が一層重要である.
- ▶要介護状態の予防としてリハビリテーションを充実させ，住み慣れた地域での在宅生活を可能な限り持続させる包括的な医療介護ケアは，今後急速に基盤整備が進められている.

C. わが国の医療の特徴

- ▶わが国の医療制度の特徴として，「国民皆保険制度」「フリーアクセス」「自由開業医制」「診療報酬出来高払い」の四つがあげられる.

1 国民皆保険制度（p.87 参照）

- ▶わが国は，生活保護受給者を除くすべての国民が公的な医療保険に強制加入する.
- ▶全国民が何かしらの病気やケガを負った場合に公的医療制度の対象となる.
- ▶全国民が保険に強制加入することで，被保険者全体でリスクを分散させる.
- ▶患者の自己負担額の軽減や良質かつ高度な医療を平等に受けることができる.
- ▶全国民がいつでも，どこでも保険によって医療サービスが受けられる制度を国民皆保険制度という.

2 フリーアクセス

- ▶厚生労働大臣に保険医療機関として指定された医療機関であれば，患者が自由に保険医療機関を選択して受診することができる制度のことである.
- ▶一例として，英国では地域の医療機関に登録し，病気やケガの時には第一に登録した医療機関で診察を受け，登録外の医療機関では診察を受けることはできない.

3 自由開業医制

- ▶医師が自由意思で保険医療機関を開業できる制度である.
- ▶開業する保険医療機関が20人以上の入院施設を設ける場合には，地域の病床規制に

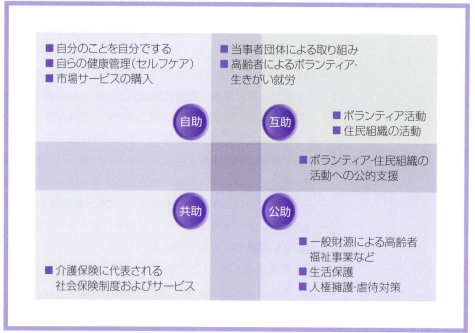

図 4-5. 自助・互助・共助・公助
〔厚生労働省：地域包括ケアシステムについて，資料1〈http://www.kantei.go.jp/jp/singi/kokuminkaigi/dai15/siryou1.pdf〉（2018年8月閲覧）より引用〕

従う必要があるものの，それ以下であれば規制なく開業が可能である．

4 診療報酬出来高払い

▶ わが国の医療保険は，医科・歯科・調剤に分類された診療報酬点数表に従って，原則として**個別出来高払い**である．

D. 地域包括ケアシステム

▶ 地域包括ケアシステムとは，介護保険の目的である高齢者の尊厳の保持と自立生活の支援のもと，可能な限り住み慣れた自宅や地域で，自分らしい暮らしを人生の最後まで続けることができるような**地域の包括的な支援・サービス提供体制**のことである．

▶ 地域包括ケアシステムは**住まい**，**生活支援**，**介護**，**医療**，**予防**の五つの構成要素から成り，「**自助**」「**互助**」「**共助**」「**公助**」の考えが重要である（図4-5）．

▶ 理学療法士には，「**介護予防**」と「**地域ケア会議の参画**」による自助と公助へのかかわりがとりわけ期待されている．

▶ 介護予防における理学療法士には，自助の促進として国民一人ひとりが自ら介護予防や健康維持増進に自発的に取り組むために介護予防教室などを通じた直接的な関与が期待されている．

▶ 地域ケア会議に理学療法士が参画することによって，高齢者の運動や認知機能における適切な評価結果から，残存機能を最大限に引き出した介護予防マネジメントの立案が達成されると期待されている．

4-2. 政策とその形成過程

A. 政策とは

1 政策の社会的背景

► 超高齢社会の到来を間近に控え，団塊の世代が後期高齢者になる2025年を目処に，わが国は質の高い医療供給体制(地域医療構想)と地域包括ケアシステムの構築を強力に推し進めている．

► 保健，医療，介護，福祉，住宅，就労さらには「まちづくり」までも視野に入れた総合的で戦略的な政策を展開することが求められている．

► そのためには，われわれ理学療法士は医療専門職として社会保障に関係した様々な問題の本質を把握し，国の政策の理念や課題，具体的な政策展開の方法などについて知っておくことが必要となる．それはわれわれ理学療法士が社会から何を求められているかを知ることにもつながるからであり，社会や国民が求めることを常に意識し自らの職能を高めていく必要があるからである．

► わが国の医療費は年々増えつづけている(p.86 参照)．

► わが国の総医療費は2014年度には40兆円を超え，対国民所得比率も10%を超えている．しかも年々増加の一途をたどり，その伸びがわが国の社会保障費を揺るがすことも危惧される．

► 総医療費の内訳は保険料48.7%，公費(税金)38.8%，患者負担12.5%であり，一般財源(税金)で賄われているのは約15兆円である．医療費の主な財源は保険料であるにしても，総医療費の税負担分15兆円は大きな額である．

► わが国の総医療費が年々高騰していく背景には，少子高齢化が進展し後期高齢者の増加という人口構造の変化がまずあげられる．

► 高齢者，特に後期高齢者には医療依存者が多く，医療保険給付費の膨張は避けられない．また医療技術の進歩も医療費の高騰の大きな要素である．

► これらの課題への対応策は大きく二つ考えられる．一つは社会保障財源の増加分を確保するために保険料や消費税率を引き上げることである．もう一つは社会保障費を削減するためにサービスを削減または統廃合することである．

► いずれにしても国民の負担を強いるものであり，慎重に戦略を練っていく必要がある．ここに政策の必要性が存在する．

2 政策と理学療法士

► 政策とは，個人や集団が一定の目的や意図を達成するために考え立案される行動計画や活動方針である．

► 民間企業でも販売政策とか営業政策など目的を達成するための指標として政策という用語が使用されることがあるが，多くは政府や政党，職能団体などの施政上の方策や施策を意味する．

► 理学療法士が働く医療，介護，福祉などの現場には解決すべき様々な課題が多く存在

78　第4章　社会保障と保険制度

する.

- ▶医療保険や介護保険など社会保障制度の財源確保の問題や, 医療供給体制においては医師の不足や介護職の離職率が高いことなどが指摘されている.
- ▶都道府県別に見た人口あたりの理学療法士の数は西日本が比較的多いのに対し東日本は少ないといった医療資源の地域偏在も存在する.
- ▶医療事故, 医療過誤, 事故にいたらないまでも事故に直結しかねないヒヤリ・ハットなど医療の質が取りざたされることも多い.
- ▶このような様々な課題を解決していくには理学療法士が働く現場でその対策を講じていくことも大切であるが, 政府や政党が適切な政策を打ち出すことによって解決していくことが効果的である.
- ▶政府や政党の政策がどのようにして形成, 修正されるかを理解することは, 国の厚生行政の方向性を知ることであり, 医療専門職, 特に部門管理者は適切に部門を管理していくうえで必要なことと思われる.

B. 理学療法政策に関する省庁

1　理学療法・理学療法士に関係する法規

- ▶私たちの社会生活は法によって行動が規制され, また同時に法によって社会生活が守られている.
- ▶法とは私たちが安全で安心できる社会生活を送ることができるよう社会の秩序を維持するために, 国家が定めて国民に強制する規範である.
- ▶理学療法士は障害のある者に対し医師の指示のもと, 理学療法士と名乗って理学療法を行う. この理学療法士の役割の法的規制は理学療法士及び作業療法士法(1965年制定)(p.101 参照)に求めることができる.
- ▶また, 病院とは医師や歯科医師が, 公衆や特定多数人のため医業や歯科医業を行う場所である.
- ▶20人以上の入院施設を有し, 傷病者が科学的でかつ適正な診療を受けることができる便宜を与えることを目的として組織され運営される.
- ▶これは医療法(1948年制定)第1条に掲げられている病院の役割である.
- ▶医療, 介護, 福祉, 健康など様々な領域で仕事をしている理学療法士は表4-6に示したような法律のもとで業務を行っている.
- ▶表4-6の中に法律, 政令, 省令という表現がある. 法は内閣や国会議員(議員立法)により発議された法案が国会の決議を経て制定されたものである.
- ▶行政機関が制定したものを命令といい, 内閣が制定した命令を政令, 内閣総理大臣が出したものを府令, 各省庁が出したものを省令と呼んでいる.
- ▶多少の議論はあると思われるが, 法には大まかな階層性があるとされており, 頂点に憲法, その下に順に法律, 命令(政令, 省令など), 規則(条例, 規則など)が位置している.
- ▶政策とは集団が一定の目的を達成するために立案される活動方針と説明したが, 法律, 政令, 省令, 条例を制定することは, 政策実現の手立ての一つと思われる.

4-2. 政策とその形成過程　79

表4-6　理学療法・理学療法士に関する主な法規

理学療法士および医療専門職に関するもの
・保健師助産師看護師法（1948年法律第203号）
・理学療法士及び作業療法士法（1965年法律第137号）
・理学療法士及び作業療法士法施行令（1965年10月1日政令第327号）
・理学療法士及び作業療法士法施行規則（1965年厚生省令第47号）
・理学療法士作業療法士学校養成施設指定規則（1966年文部省・厚生省令第3号）
・言語聴覚士法（1997年法律第132号）
医療に関するもの
・医療法（1948年法律第205号）
・医師法（1948年法律第201号）
保健に関するもの
・地域保健法（旧称：保健所法）（1947年法律第101号）
・高齢者の医療の確保に関する法律（旧称：老人保健法）（1982年法律第80号）
・健康増進法（2002年法律第103号）
福祉に関するもの
・身体障害者福祉法（1949年法律第283号）
・老人福祉法（1963年法律第133号）
・障害者基本法（1970年法律第84号）
・介護保険法（1997年法律第123号）

表4-7.　わが国の理学療法士の職域（2018年3月現在）

施　　設	会員数合計（名）	割合（％）	施設数合計	割合（％）
医療施設	77,569	81.9	9,620	54.1
医療福祉中間施設	8,294	8.8	3,657	20.6
福祉施設	3,392	3.6	2,207	12.4
教育・研究施設	2,610	2.8	462	2.6
行政関係施設	369	0.4	292	1.6
健康産業	80	0.1	62	0.3
その他（自宅，海外除く）	2,433	2.6	1,482	8.3
総　　計	94,747	100.0	17,782	100.0

［日本理学療法士協会ホームページ〈http://www.japanpt.or.jp/about/data/statistics/〉（2018年8月閲覧）より作成］

2　理学療法士の職域

▶表4-7は理学療法士が働く職域を示している．医療施設が一番多く，老人保健施設などの医療福祉中間施設，福祉施設がそれに続く．そもそも理学療法士は医療職として誕生し，医療を足場にしてその職域を拡大させてきたことを思えばこの職域分布が理解できる．

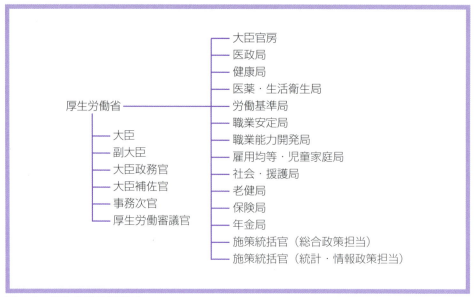

図4-6. 厚生労働省組織図

3 理学療法施策に関する省庁

- 理学療法士の職域を管轄している省庁というと，教育・研究機関は文部科学省であるが，医療施設，福祉施設，健康産業などはいずれも厚生労働省が管轄する施設である．
- 理学療法や理学療法士に関係する法規も厚生労働関連がほとんどである．したがって理学療法や理学療法士の政策にかかわる省庁は厚生労働省，特に医政局，健康局，社会援護局，老健局などとのかかわりが強い．図4-6は厚生労働省の組織図である．
- 都道府県庁の組織においては保健福祉局，福祉保健局，健康福祉部，保健医療介護部などがわれわれの業務に関係する部局である．

C. 政策形成過程

- 政策はどのような過程を経てつくられていくのか，そこにどのような組織や主体がかかわっているのか，この過程を理解することで，その政策が今後どのように展開されるのかを知ることができる．
- また，内閣府や厚生労働省など行政府のホームページで議会に提出された法案を知ることができるが，新たな法案とともに，一部を改正する法案が多く提出されていることに気付く．
- 法案はそのときの社会情勢を反映してつくられるので，社会情勢や周辺の環境が変化するとそれに呼応し法案も改正する必要が生じる．
- よって，変更の内容や理由を理解することで，社会の動向やそれに対しその組織の考える方向性をも理解できる．
- 政策の形成過程には内閣提出法案と議員提出法案がある．内閣提出法案とは内閣が議会に提出する法律案，予算などの議案のことで，国会で可決，成立する案件の多くはこの内閣提出法案である．閣法とも呼ばれる．

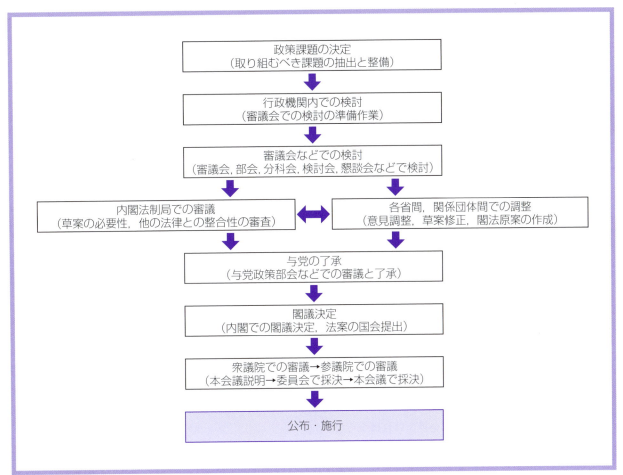

図 4-7. 閣法成立の流れ

- 閣法に対し国会議員により発議される法案を議員提出法案あるいは議員立法という.
- 一般に内閣提出法案は成立しやすく，議員提出法案は成立しにくい傾向がある.

1 内閣提出法案(図4-7)

a. 政策課題の決定

- まず，国会での議員からの質疑，関係団体や関係者からの要望，世論，統計調査，報道などから社会問題となっていることや問題視されていることに関し，行政機関内で現状把握を行い問題点の存在を確認する.
- 把握した情報に基づいて課題を抽出し取り組むべき政策課題を決定する.

b. 行政機関内での検討

- 有識者にヒアリングを行ったり，専門家から意見や情報を入手し，論点や検討に必要な情報を整理する.
- この段階は取り上げた政策に関する審議会での検討の準備段階ということができる.

c. 審議会などでの検討

► 論点整理された政策課題は法令に基づいた審議会やその下におかれた部会や分科会で検討される.

► また専門的なテーマであれば,臨時的に検討会や懇談会を設定し一定の方向性を定め,続いて審議会で検討を行いまとめていく場合も多い.

d. 内閣法制局での審議[*]

► 審議会などでの取りまとめを経て,法案の草案が作成され,引き続きその草案の内閣法制局による審査が行われる.

e. 各省間,関係団体間での調整

► 内閣法制局の審議と並行して,法案に関係する省庁間や関係団体との意見調整が行われる.必要に応じ草案の修正を行い,内閣提出法案の原案が作成される.

► 関係団体の中には利害が対立する団体も含まれ,関係する議員に対し要望や働きかけが行われ,意見調整が難航する場合も多い.

f. 与党の了承

► 内閣が法案を提出しようとする場合,閣議決定の前に与党に対し法案の説明を行い,了承を得なければならない.

► 与党での法案の審議に関し,政党によって異なるが政務調査会,政策調査会,政策委員会,政策審議会などの名称が付けられた政策部会で審議される.この政策部会の長は政党の要職の一つである.

g. 閣議決定

► 与党の了承が得られれば,内閣は閣議決定を行い,その法案を国会に提出する.

► 内閣が国会の開催期間内に提出できる法律案の数は審議時間などの関係もあり限られている.最近では法律の改正案を複数まとめて一括して改正法案として提出する場合もある.

► また,与党での審議が難航したり,その法案の必要性が高くないと判断した場合,提出が見送られる場合もある.

h. 国会での審議

► 法案の国会への提出であるが,予算措置を伴う場合は新年度予算の審議に合わせる必要があり2月上旬に提出,審議は3月ごろ,予算措置を伴わない場合は3月上旬までに提出,審議は4月ごろである.

► 国会の本会議では,まず法案の趣旨説明・質疑が行われ,次に委員会での法案提案の理由説明・質疑,必要に応じ参考人を呼んだり修正を加える.そして委員会で採決を行い,本会議で報告され採決される.

► この過程は衆議院でも参議院でも同じである.通常は両議院で可決したときその法が成立する.

◉内閣法制局は法律面で内閣を補佐する機関で,政府が法案,政令案,条例案に関し立法の必要性があるのか,他の法律との整合性,欠陥,矛盾がないかなどを審査し,法令の解釈に関し意見を述べる.内閣提出法案はすべて内閣法制局の審査を受けなくてはならない.

i. 公布・施行

▶衆・参両議院での審議を経て法が可決成立すると，その内容を国民や住民に周知するため官報にその法が掲載される．これを公布といい，法が現実に拘束力を発生させるためには必要な作業である．

▶公布の方法は，主に政府や公の機関紙に掲載することによって行う場合と，特定の掲示板に掲載することによって行う場合がある．法の成立後30日以内に公布され，法の効力が現実に発生する日が施行日となる．

> 2010年4月厚生労働省医政局長名で「医療スタッフの協働・連携によるチーム医療の推進について」が通知された．ここには喀痰などの吸引が理学療法士の業務として実施できることが記載されている．「チーム医療の推進に関する検討会」の報告書（2010年3月）を踏まえて発出されたものであるが，日本理学療法士協会が喀痰などの吸引を合法化するよう政策提言してきたことがその背景にある．

2　議員提出法案

▶議員提出法案の場合は，閣議決定にいたるまでの行政内部での手続きはなく，議員が国会に法案を提出する．

▶それまでに与野党間の政務調査会や政策調査会で了承されることが必要で，各党の間で非公式な調整が行われる．事前調整により与野党間での調整が行われ合意が得られれば，委員会において委員長が法案を提出し，提案理由の説明のみで実質的な審議は省き採決されることもある．

▶極めて短い時間で採決にいたるため，その法案にどのような論点があったのか分かりにくいことも多い．

3　政策評価

▶行政機関には自らが企画した政策が，実際に効果があったのか，あるいはなかったのかを検証するシステムがある．

▶政策評価とは各行政機関が行う政策について，自らその政策の効果を把握・分析し評価を行い，その結果を政策の見直しや改善を加える際に適切に反映させることである．

▶政策評価を新たな政策の企画立案 plan‐実施 do‐評価 check‐見直し・改善 act を主要な要素とする政策のマネジメントサイクル（図4-8）の中に明確に組み込み実施する．

▶このことにより，政策の質の向上や職員の意識改革が進み，効率的で質の高い成果重視の行政が実現される．このサイクルの実行は国民に対する行政の説明責任（アカウンタビリティ）を果たすことにもなる．

▶2001年1月に各府省が政策評価に関する実施要領を策定するための指針として，総務省から「政策評価に関する標準的ガイドライン」が示され，政府各省庁が政策評価の

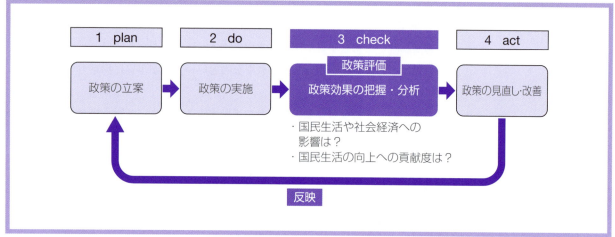

図 4-8．政策マネジメントサイクル

取り組みを開始した．
- 2002年4月以降は政策評価制度の実効性を高め，国民の信頼を一層向上させることを目的として制定された「行政機関が行う政策の評価に関する法律」に基づいて各省庁は政策評価を実施している．

D. 政策形成に影響する要因と合意形成

- 政策は多くの過程を経て形成される．そこには様々な主体がかかわり，調整が行われる．政策の形成に関し，政治学では**アクター**と呼ばれる行為者，関係者が重要な役目を果たす．
- アクターとは政策を立案・企画し実施する部門のことで，内閣，行政機関（官僚），政党，族議員，利益集団などがあげられる．

1 政策にかかわるアクター

a. 内閣と行政機関（官僚）

- 内閣とは内閣総理大臣とその他の国務大臣の合議体であり，その職権を行うのは閣議である．内閣の下で実際に行政を担うのが財務省，厚生労働省，国土交通省などの行政機関である．

b. 政　党

- 政党とは，政治や政策に共通の目的を持つ者によって組織された団体で，政策の形成を図り，政策の実現に向けて活動を行っている．
- 1955年に保守合同と社会党の統一を機に自由民主党が与党，社会党が野党として相互に対峙するいわゆる55年体制が形作られた．55年体制は約40年間続き1993年8党連立の細川内閣，2009年から3年間は民主党（当時：民進党），2012年より自民党が政権の座についている．

4-2. 政策とその形成過程　　85

- ▶政党の役職は自民党を例に取れば, 党運営の全般を担う幹事長, 政策などの党内最終決定機関の長である総務会長, 政策形成を担う機関の長である政務調査会長が三役(重要ポスト)である.
- ▶各政党は, 選挙のときに掲げた政策について審議し立案する部会をおいている. 法務部会, 外交部会, 文部科学部会, 厚生労働部会などである.
- ▶政党が国会に提出する法案は政策部会などでの審議を経ているものである.

c. 族議員

- ▶特定の関係にある省庁の政策分野に精通し, 人脈を通して政策の決定や業界団体や利益団体の利益保護に影響力を持つ議員, 政治家をいう. 逆に各省庁が根回しの対象となる議員ということもできる.
- ▶国会の委員会の役職や党の政策部会の部長などを経験し影響力のある族議員になっていく.

d. 利益集団

- ▶自らの組織の利益を図るため政治活動を行う集団のことで, 目的を実現するため組織的な圧力を政府や政党にかけ, 政策形成に影響を及ぼす.
- ▶日本経済団体連合会(経団連), 経済同友会, 日本商工会議所(日商), 日本労働組合総連合会(連合), 農業協同組合(農協), 日本教職員組合(日教組)などがあげられる.
- ▶医療職では日本医師連盟, 日本看護連盟, 日本理学療法士連盟などがあげられる.

② 介護保険法の成立過程にみる合意形成

- ▶2000年4月に介護保険制度が施行された. 介護保険制度は要介護状態になる不安が大きい高齢者を被保険者と位置付け, 高齢者自身も保険制度を支える社会保険制度を導入したこと, 行政機関が社会的支援の必要性を判断し必要なサービスを提供する措置制度から, 利用者本人とサービス提供機関との契約でサービスを受けるシステムとしたこと, 在宅介護サービス分野に民間企業の参入を認め, 介護ビジネス市場を開拓したことなどわが国の社会保障制度史上特筆すべき点が多くある.

◉2000年12月までは厚生省, 2001年1月より厚生労働省(厚労省)

- ▶介護保険制度創設に向けた検討は厚生省(現:厚生労働省)*が1994年「高齢者介護対策本部」の設置したことから始まる.
- ▶同年7月には「高齢者介護・自立支援システム研究会」を開催, 12月には社会保険方式を導入した介護システム構想を報告している.
- ▶1995年2月から「老人保健福祉審議会」が開催され, 翌1996年最終報告が取りまとめられ, 介護保険制度の全体像が概ね明らかになった.
- ▶しかし, 特に保険制度の仕組みに関し関係者間の合意形成が難航した. 市町村を保険者とすることの是非を始め, 被保険者の範囲, 保険料の徴収方法など主要な論点については両論併記となり, 具体的な合意形成にいたらなかった.
- ▶そのため厚生省は制度案をまとめて「老人保健福祉審議会」に図り短期間に審議・修正がなされ1996年6月に厚生省案の諮問・答申がなされ, これを受け法案の国会提出の手続きに移った.

86 第4章 社会保障と保険制度

- しかし自民党内の事前審査で反対論や慎重論が出て結局法案は国会に提出できなかった. 当時の与党は自民党, 社会党, 新党さきがけの連立政権であったが, ワーキングチームをつくり異論の強かった地方公共団体との意見調整を地方公聴会などの開催で進めていった.
- 1996年11月に与党で法案提出を了承, ようやく国会提出にいたった. 1997年5月衆議院で修正可決, 同年12月参議院で修正可決, 12月9日衆議院に戻され可決成立にいたった.
- 構想段階から6年間の歳月を要し, 上記のような過程を経て成立・施行にいたった介護保険制度であるが, 様々な課題に対し厚生省を始めとする機関や団体が調整や合意を繰り返しこの新しい制度は創設された.
- 介護保険制度をつくるという合意形成では, 厚生省内の老人保健福祉局と他の局・部との関係, 政府内レベルでは厚生労働省と大蔵省(現:財務省)や自治省などとの関係, 与党レベルでは自民党, 社会党, 新党さきがけの連立3党との関係を調整する必要があった.
- 新保険制度に関してマスコミの報道や, 国民の意見, 世論の動向にも注目しておく必要があった. また, 日本医師会, 日本看護協会などの医療団体, 全国社会福祉協議会や全国老人福祉施設協議会などの福祉団体, 健康保険組合連合会(健保連), 国民健康保険団体連合会(国保連)などの保険者団体, 全国市長会などの地方団体, 日本経済団体連合会(経団連), 経済同友会などの経営者団体, 日本労働組合総連合会(連合), 全日本自治団体労働組合(自治労)などの労働団体といった介護保険制度に関係する団体との調整が必要であった.
- いずれの政策においても利害が対立するアクターが存在する. アクターどうしの水面下での調整, 根回し, 「政治的判断」などを経て政策が練り上げられ合意形成にいたる.

▶▶▶ 4-3. 医療・介護の財政および制度と保険点数

A. 財　源

- 医療, および介護サービス提供の対価として費用が発生する.
- この費用が医療サービスでは, 医療費であり, 介護サービスでは介護保険費用と呼ばれる.

1 医療費の財源

- 医療費の財源構成は, 国と地方の公費(税金), 事業主と被保険者が払う保険料, サービスを受け取る者が支払う自己負担*で賄われる.
- この負担割合を2014年度の財源別国民医療費*(厚生労働省発表, 表4-8)でみると, 国民医療費は, 約40兆8000億円であり, その負担割合は, 国と地方の公費である税金で約15兆8000億円(38.8%), 事業主と被保険者が払う保険料で約19兆9000億円

●自己負担割合
　75歳以上の者：1〜3割
　70歳〜74歳の者：2〜3割
　6歳〜69歳の者：3割
　6歳未満(義務教育就学前)：2割

4-3. 医療・介護の財政および制度と保険点数　　87

・75歳以上の一般・低所得者は1割負担
・70〜74歳の一般・低所得者は2割負担
・2008年4月から70歳〜74歳の窓口負担は1割に据え置かれていたが，2014年4月以降新たに70歳になる被保険者などから段階的に2割となっている.
・70歳以上の者でも現役並の所得がある者は3割負担

◉**財源別国民医療費**：厚生労働省が毎年五つの視点から「国民医療費」を発表している.
1. 制度区分別国民医療費保険ごとの医療費
2. 財源別国民医療費国・地方・保険・利用者の医療費負担
3. 診療種類別国民医療費入院・外来・歯科ごとの医療費
4. 年齢階層別国民医療費5歳階級ごとの医療費
5. 疾病分類別一般診療医療費疾病ごとの医療費

表 4-8. 財源別国民医療費

財　　源	2014年度		2013年度		対前年度	
	国民医療費(億円)	構成割合(%)	国民医療費(億円)	構成割合(%)	増減額(億円)	増減率(%)
総　　　　数	408 071	100.0	400 610	100.0	7 461	1.9
公　　　　費	158 525	38.8	155 319	38.8	3 206	2.1
国　　　庫*1	105 369	25.8	103 636	25.9	1 733	1.7
地　　　　方	53 157	13.0	51 683	12.9	1 474	2.9
保　険　料	198 740	48.7	195 218	48.7	3 522	1.8
事　業　主	83 292	20.4	81 232	20.3	2 060	2.5
被　保　険　者	115 448	28.3	113 986	28.5	1 462	1.3
そ　の　他*2	50 806	12.5	50 072	12.5	734	1.5
患者負担(再掲)	47 792	11.7	47 076	11.8	716	1.5

＊1　軽減特例措置は，国庫に含む.
＊2　患者負担及び原因者負担(公害健康被害の補償等に関する法律及び健康被害救済制度による救済給付など)である.
[厚生労働省：平成26年度国民医療費の概況〈http://www.mhlw.go.jp/toukei/saikin/hw/k-iryohi/14/dl/toukei.pdf〉(2018年8月閲覧)より作成]

(48.7%)，サービスを受け取る者が支払う自己負担で約5兆円(12.5%)であった.

2 ▶ 介護保険費用の財源

▶ 介護保険費用の財源構成は，国と地方の公費(税金)，第1号および2号被保険者からの保険料，サービスを受け取る者が支払う自己負担で賄われ，2016年度予算ベースにおける公費(税金)と保険料の内訳を図4-9に示す.

▶ 介護保険総費用と第1号被保険者(65歳以上)が支払う保険料の推移を図4-10に示す.

B. 国民皆保険制度の崩壊の危機と未来

1 ▶ 国民皆保険制度の意義と特徴

▶ 1961年にわが国の「国民皆保険制度」は成立した.

▶ 以来，国民皆保険制度は，現在にいたるまで維持され，わが国の医療保険制度の意義および特徴は以下のように説明されている.

＜医療保険制度の意義＞

① わが国は，国民皆保険制度を通じて世界最高レベルの平均寿命と保健医療水準を実現.

② 今後とも現行の社会保険方式による国民皆保険を堅持し，国民の安全・安心な暮らしを保障していくことが必要.

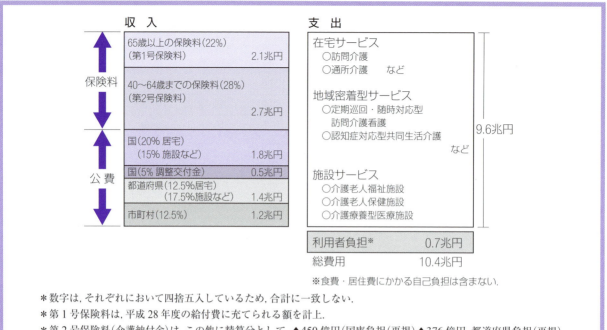

図4-9. 介護保険財政の全体像（2016年度予算ベース）
［厚生労働省：公的介護保険制度の現状と今後の役割〈http://www.mhlw.go.jp/file/06-Seisakujouhou-12300000-Roukenkyoku/201602kaigohokenntoha_2.pdf〉（2018年8月閲覧）より作成］

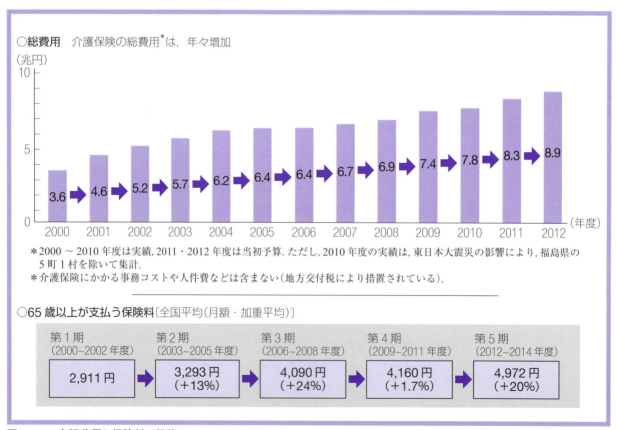

図4-10. 介護費用と保険料の推移
［厚生労働省：介護費用と保険料の推移〈http://www.mhlw.go.jp/topics/kaigo/zaisei/sikumi.html〉（2018年8月閲覧）より作成］

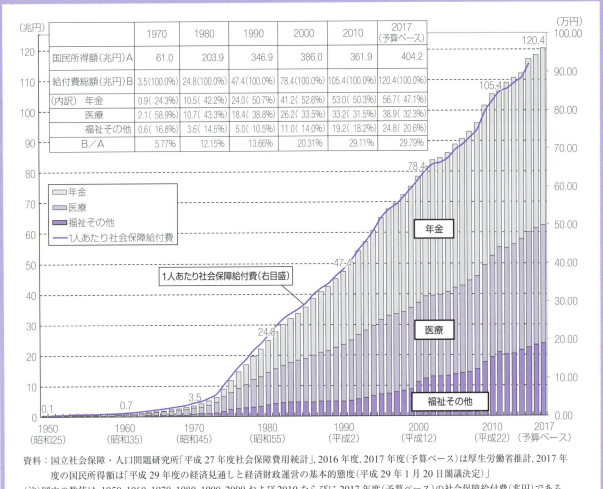

図 4-11. わが国における社会保障給付費の推移
[厚生労働省：社会保障・税一体改革 なぜ今，改革が必要なの？〈http://www.mhlw.go.jp/stf/seisakunitsuite/bunya/hokabunya/shakaihoshou/kaikaku_1.html〉(2018年8月閲覧)より作成]

<国民皆保険制度の特徴>
① 国民全員を公的医療保険で保障
② 医療機関を自由に選べる(フリーアクセス)
③ 安い医療費で高度な医療
④ 社会保険方式を基本としつつ，皆保険制度を維持するため，公費を投入

2 国民皆保険制度における財政破綻からみる崩壊

▶ 図4-11に示すように，医療費は年々増加している(1965年：初の1兆円超，2015年：41.5兆円).

▶「平成26年度国民医療費の概況(厚生労働省)」から高齢者ほど医療費を必要としており，今後の高齢化に伴いさらなる社会保障費の増加が見込まれることが分かる(図4-12).

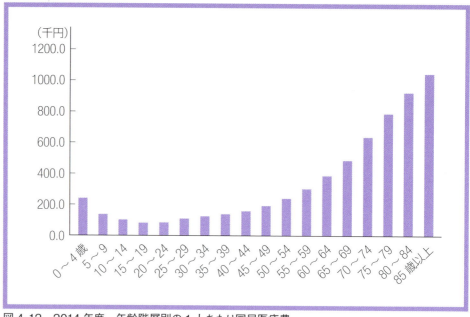

図4-12. 2014年度, 年齢階層別の1人あたり国民医療費
[厚生労働省：平成26年度国民医療費の概況〈http://www.mhlw.go.jp/toukei/saikin/hw/k-iryohi/14/dl/toukei.pdf〉(2018年8月閲覧)より作成]

▶ 社会保障のための「公費」は，国の歳入の大きな部分を占めている．
▶ 国の歳入のうち，税収で5割程度，4割強は国債で賄っている．
▶ つまり，国債での対応が増えれば増えるほど，将来世代への負担の先送りであり，未来の世代に過重な借金を背負わせる結果となる．
▶ これらから，社会保障制度の改革とともに，負担を先送りしないために財政健全化を同時達成する「社会保障と税の一体改革」が必要となっている．
▶ これまでの医療制度改革の文書では，如何なるときも「国民皆保険の堅持」という言葉が使用されてきた．
▶ しかし，社会保障制度改革推進法(2012年8月22日法律第六十四号)の第二章(社会保障制度改革の基本方針)において，この「国民皆保険の堅持」が使用されず，「原則としてすべての国民が加入する仕組みを維持するとともに」と明記された．この"原則として"という表現は，解釈方法によっては「国民皆保険でなくてもよい」ともとれる．
▶ さらに，社会保障制度改革推進法(2012年8月22日法律第六十四号)の第二章第二項では，「医療保険制度については，財政基盤の安定化，保険料に係る国民の負担に関する公平の確保，保険給付の対象となる療養の範囲の適正化等を図ること」と明記された．この"適正化"とは，財政基盤の安定化のために国民負担に関する公平性の確保と保険給付対象の範囲を削減や縮小することを意味するとも解釈できる．
▶ なお，公平性の確保においては，同じ課税所得の人が同じ税額になるのが公平であるという水平的公平と所得が高い人の税額が高くなるのが公平であるという垂直的公平の二つの論点がある．
▶ 今後も安心してすべての国民が良質な医療を受けられるようにするために，持続可能な「国民皆保険制度」にするための新たな仕組みが必要となっている(このままでは崩壊する可能性が危惧されている)．

C. 点数化の根拠（パワーバランス）

1 医療費の適切な配分

- ▶ 医療費の財源（資源）には限りがある．
- ▶ 限りある財源（資源）を適切に配分するのが診療報酬制度による医療行為の点数化である．
- ▶ 医療費は，医療行為の単価と受診総量の積で算出される．
- ▶ 医療行為の単価は，診療報酬でコントロールできるが，受診総量はコントロールすることは難しい．
- ▶ この医療費の配分に影響を及ぼす要因は三つある．
  1) 経済的要因
  - ▶ 基本的な原則は，適切な医療を最小限の費用で提供することである．そのため，過去2年間の診療報酬ごとの請求回数から価格（点数）の改定を検討する．
  2) 政策的要因
  - ▶ 将来において望ましい方向へ政策的に誘導する．ある診療行為を奨励あるいは抑制させるために単価（点数）や算定要件を操作する．
  3) 政治的要因
  - ▶ 医療制度に関係する団体や政党などそれぞれの主張を調整しながら合意を取り付ける．この様々な団体や政党間のイニシアチブが変わると価格（点数）が変化する．

2 診療報酬改定（点数改定）の流れ

- ▶ 診療報酬改定の流れを図4-13に示す．
- ▶ 社会保障審議会とは，社会保障制度全般に関する基本事項や，各種の社会保障制度のあり方について審議・調査し，意見を答申する厚生労働大臣の諮問機関の一つである．委員の任期は2年で，学識経験者の中から厚生労働大臣が任命する（30名以内）．
- ▶ 中央社会保険医療協議会（中医協）とは，健康保険制度や診療報酬の改定などについて審議する厚生労働大臣の諮問機関の一つである．委員および専門委員*は，厚生労働大臣が非常勤の身分として任命する．委員の任期は2年で，1年ごとに，その半数が任命される．

3 診療報酬改定（点数改定）にかかわるパワーバランス

a. 政治的なパワーバランスにおける診療報酬改定（通常）

- ▶ これまでの診療報酬改定率の推移を図4-14に示す．
- ▶ 一般的に診療報酬の改定は，奇数年の春に各省庁の担当官僚（厚生労働省保険局長と財務省主計局厚生省担当主計官）の話し合いから始まる．
- ▶ この席に政府与党，および医療提供者側の中でも与党に後押しを受ける医療関係団体のみが同席できる．

◉中医協の委員は，組合などの保険者側7名，医師など診療側7名，学者など公益側6名の委員から構成される．また，専門の事項を審議するため必要があると認めるときに任命される専門委員は，その都度，各10名以内をおくことができる．2016年6月時点での専門委員には，日本看護協会常任理事，日本臨床衛生検査技師会会長が選出されているが，日本理学療法士協会の代表者は現時点までに委員に選出されたことはない．

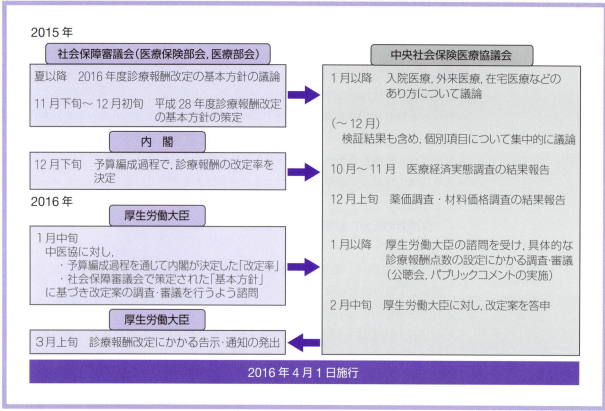

図 4-13. 2016 年度診療報酬改定のスケジュール

[厚生労働省:平成27年7月9日,第87回社会保障審議会医療保険部会,資料5〈http://www.mhlw.go.jp/file/05-Shingikai-12601000-Seisakutoukatsukan-Sanjikanshitsu_Shakaihoshoutantou/0000090953.pdf〉(2018年8月閲覧)より作成]

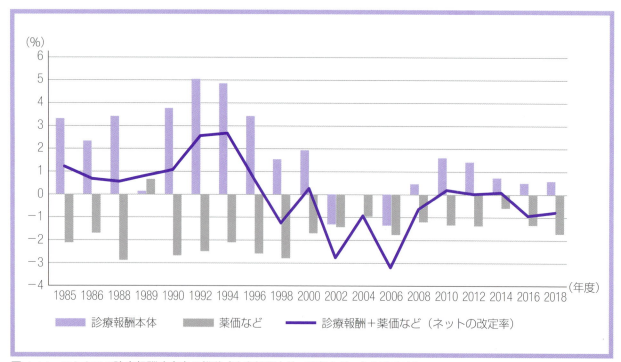

図 4-14. これまでの診療報酬改定率の推移(診療報酬本体・薬価など・全体改定率)

[これまでの診療報酬改定率(厚生労働省発表値)〈http://www.mhlw.go.jp/stf/seisakunitsuite/bunya/0000106602.html〉(2018年8月閲覧)より作成]

4-3. 医療・介護の財政および制度と保険点数　　93

表4-9. 2006年度と2016年度診療報酬改定における疾患別リハビリテーション料と標準算定日数

	2006年度改定			2016年度改定		
	標準算定日数	施設基準(Ⅰ)*1	施設基準(Ⅱ)*1	標準算定日数	施設基準(Ⅰ)	施設基準(Ⅱ)
心大血管疾患	150日	250点	100点	150日	205点	125点
脳血管疾患など	180日	250点	100点	180日	245点(147点*2)	200点(120点*2)
運動器	150日	180点	80点	150日	185点(111点*2)	170点(102点*2)
呼吸器	90日	180点	80点	90日	175点	85点
廃用症候群*3				120日	180点(108点*2)	146点(88点*2)

＊1：施設基準(Ⅰ)または(Ⅱ)とは，各疾患別リハビリテーション料算定条件として「機能訓練室の広さなどの施設基準や医師や理学療法士の配置基準」により特掲診療科の施設基準などに制定された基準のこと.
＊2：要介護被保険者などに対して標準算定日数を超えて算定する場合には，所定点数から減算された点数となる.
＊3：廃用症候群リハビリテーション料は，2016年度改定による新設された.
●2006年度診療報酬改定では，疾患別リハビリテーション料とは別に「障害児(者)リハビリテーション料」も新設された.

►この厚生労働省と財務省の主張は，医療費支出を最小限に抑え適正な医療を厳守することであり，関係団体の主張は，適正な医療において自らの領域の拡大や充実が求められている領域の適切な評価である.

►この対話において，厚生労働省，および関係団体ともにそれぞれ複数の客観的データを揃えて主張する.

►診療報酬の点数は，微量であっても診療報酬改定率が決定される直前まで改定される可能性があるため活発な議論や折衝が終盤まで繰り広げられる.

►厚生労働省と財務省，関係団体と厚生労働省などの連携において，非公式に両者の仲介機能を持つのが国会議員である.

►上記の議論や折衝が行われたあと，最終的な正式なプロセスとして，与党政調会長が同席したうえで厚生労働大臣と財務大臣による会議が行われ，改定内容や幅が記載された文書に両大臣が署名することで最終的に診療報酬改定は決定される.

D. 日数制限，疾患別の歴史と弊害

1 疾患別リハビリテーション料の歴史

►2006年2月の中医協から厚生労働大臣への答申の中に以下の五つが明記された.
　① 新たな四つの疾患別体系として「疾患別リハビリテーション料」を設定
　② 長期にわたり効果が明確でないリハビリテーションの抑制のため疾患ごとに標準算定日数(算定日数上限)を設定
　③ 集団療法の廃止
　④ 機能訓練室の面積要件の緩和
　⑤ 発症後早期患者の算定単位数の上限緩和

►2006年度診療報酬全体改定率マイナス3.16%（診療報酬本体1.36%ダウン，薬価など1.8%ダウン）に合わせて，それまでの理学療法士・作業療法士が実施する「理学療法料」「作業療法料」が廃止され，すべて「リハビリテーション料」に統合された.

►また，合わせて「疾患別リハビリテーション料」が導入されたほか，各疾患に標準算定日数が定められた(表4-9).

2 疾患別リハビリテーション料の問題点

a. 疾患別区分

► リハビリテーションは，疾病や傷害あるいは年齢などに起因する心身機能，身体構造，活動，参加などの生活機能にかかわる様々な問題を対象にして実施されるものである．

► そのため，臓器疾患別に区分することができない側面を持つ．

► つまり，同一疾患であっても患者の障害像は大きく異なるため，疾患別の基準設定に課題がある．

► 2006年以前までリハビリテーションの対象であった糖尿病は，神経症状が出現していなければ疾患別リハビリテーション料の対象外となっている．

b. 標準算定日数

► 2006年度診療報酬改定により長期にわたり効果が明確でないリハビリテーションの抑制のため，疾患ごとに標準算定日数(算定日数上限)が設定された．

► 「リハビリテーション難民」という造語が生まれ，社会問題ともなった．

► これらの経緯を鑑み，リハビリテーション医療効果を示すエビデンスの構築が喫緊の課題である．

c. 点数差

► 各疾患において20分間の施行に対してリハビリテーション料に較差が生じている．

► 2年に一度の改定により適正化という名目で変化しているが，その妥当性は証明されていない．

> 例えば，神経症状を伴う脊椎疾患の場合，脳血管疾患等リハビリテーション料の対象疾患である一方，運動器リハビリテーション料の対象疾患でもある．このような場合の算定は，主治医の判断となるところだが，脳血管障害等リハビリテーション(I)を有する施設では，点数格差のため運動器ではなく脳血管障害等リハビリテーション料を算定することになりかねない．このように点数の妥当性は証明できない状況にある．

d. 施設基準別の点数差

► 施設基準における点数差は，リハビリテーション医療がチーム医療を基軸としていること，運動療法などには適切な広さと安全管理上の設備が必要となることを反映していると解釈できる．

► 施設基準による点数較差は，この点では妥当性があるようにも考えられるが，そこに従事する「理学療法士の質」が基準として担保されていないのは課題である．

e. 理学療法料および作業療法料のリハビリテーション料への統合

► 2006年度改定で理学・作業・言語聴覚療法は，診療報酬請求上，すべて「リハビリテーション料」に統一された．

4-3. 医療・介護の財政および制度と保険点数　　95

- ▶一部の疾患別リハビリテーションにおける代替者を除き，理学療法士，作業療法士，言語聴覚士は国家資格を有する者であり，その養成課程では独自の領域における専門性を学んでいる．
- ▶また，リハビリテーション医療は，チーム医療を基軸としていることの裏返しには，それぞれの専門性による役割分担があることが根底にあり，リハビリテーション料は各資格の専門性を軽視しているとも解釈できる．

> **「運動器リハビリテーション料（Ⅲ）」における理学療法**
> 　運動器リハビリテーションに限って施設基準Ⅲにおいて代替者による理学療法が算定可能となっている．理学療法士の専門性が軽視されているとも解釈できる．

E. 点数向上のための方略的活動

- ▶厚生労働省が診療報酬改定をどのような社会情勢を鑑み，どのような目的を持って政策として施行しているかを理解する必要がある．
- ▶自らの職域の拡大や所得や社会的地位の向上などに限局した利己主義的な活動は，逆に社会や政府からの信用を失うことになるため慎むべきである．
- ▶つまり，理学療法士の専門性が社会でどのような役割を持てるのかについて，社会経済的な側面も十分に踏まえたうえで入念に体系的な行動計画を創出する必要がある．
- ▶具体的には，診療報酬における理学療法士の専門性のみならず，今後のわが国における地域包括ケアシステムにおいて「自助」「互助」「共助」「公助」の各レベルにおいて理学療法士のかかわりが各機能をどのように強化支援できるかなどのエビデンスを構築し，国や地方自治体に対して政策提言していく必要がある．
- ▶理学療法士が自らの専門性を守り，発展させ，社会へ提言していくためには，理学療法士が公益性の高い組織に集結することが絶対不可欠である．

> **公益性の高い組織に集結**
> 　わが国では，理学療法士の公益性の高い組織として内閣府から承認を受けた「公益社団法人日本理学療法士協会」および各都道府県知事から承認を受けた「都道府県理学療法士会」がある．

- ▶すべての方略的な活動には，「厚生労働省から付与された国家資格である意味を考え，国民の健康や福祉のために国民のニーズを把握し，これに対して理学療法士の専門性をどのように活かすか」を公益主義に基づき常に真摯に検討し，その対応のために日々，努力を惜しまない理学療法士としてのアイデンティティーの形成が求められる．

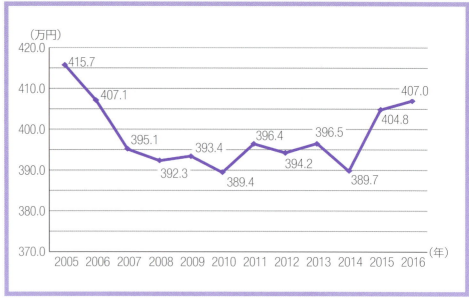

図 4-15. 2005 〜 2016 年度理学療法士・作業療法士の年収推移
［政府統計総合窓口賃金構造基本統計調査(1ヵ月あたりの所定内給与平均額)から年収算出し作成
〈http://www.e-stat.go.jp/SG1/estat/GL08020101.do?_toGL08020101_&tstatCode=000001011429〉
(2018年8月閲覧)］

F. 保険点数と理学療法士の賃金の関係

1 保険点数（診療報酬）と理学療法士の賃金

- 政府は，診療報酬改定率の決定にあたり国家資格である医療専門職の総所得も考慮しているとされる．
- 2005 〜 2016年における理学療法士，作業療法士の年収推移を図4-15に示す．
- この平均年収と図4-15で示した診療報酬改定の推移を比較すると，この必ずしも正の相関関係は認められない．

2 理学療法士の需給と賃金

- 理学療法士国家試験合格累計者数と合格率の推移を図4-16に示す．
- 理学療法士の有資格者数は，1990年養成施設カリキュラム改訂規制緩和政策による養成校の急増*に伴い16万人を超えている．
- 一般的に賃金が高い職種には，希少価値があること，生産性が高いことがあげられる．
- 近年の理学療法士の急増により，その希少性は低くなっていることが賃金に影響している可能性がある．
- 今後，理学療法士の賃金を向上させるには，生産性を高めることが求められる．
- 生産性の指標をどこにおくかは難しいが，マクロ指標の一例として国民の健康度を理学療法士が向上させること，ミクロ指標の一例では，患者や利用者の満足度を理学療法士が向上させることが求められる．

● 1999年
　養成校数107校
　入学定員数：3,625人
　2018年
　養成校数261校
　入学定員数：14,051人

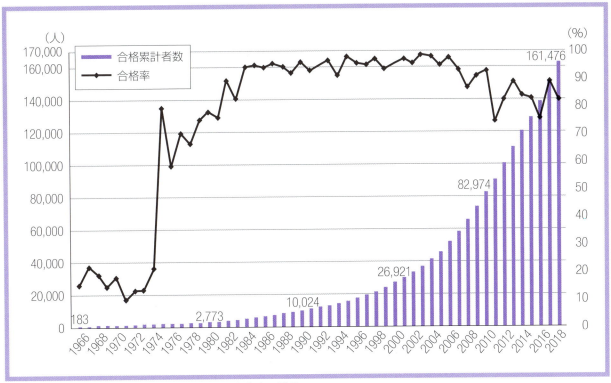

図 4-16. 理学療法士国家試験合格累計者数と合格率の推移
［日本理学療法士協会ホームページ〈http://www.japanpt.or.jp/about/data/statistics/〉（2018年8月閲覧）より作成］

表 4-10. 医療専門職の 2006 〜 2016 年度平均年収と平均年齢

職　種	平均年収(万円)	平均年齢(歳)
診療放射線・診療エックス線技師	521.8	37.7
薬剤師	516.5	37.8
臨床検査技師	473.9	38.0
看護師	469.7	37.2
理学療法士，作業療法士	398.5	30.6
栄養士	337.6	34.4

3 医療専門職の賃金

- 2005 〜 2016 年度までの各医療専門職の総所得平均および平均年齢を表4-10に示す．
- 理学療法士，作業療法士の平均年収は，他の医療専門職に比べ若干低いが，他の職種に比べて平均年齢が若いことを考慮する必要がある．

G. 地域での戦略的活動

- 少子高齢社会において，理学療法士が地域社会に貢献するために必要な戦略的な活動として様々な連携が必要である．

1 他職種との連携

- ▶地域のニーズに応えるため医師，看護師，作業療法士，言語聴覚士などのほか，生活期リハビリテーションにおいて介護支援専門員や保健師との連携は必要不可欠である．
- ▶多くの理学療法士は，医療機関と介護関連事業所に従事している．このため，各専門職の専門性を十分に理解しており医療と介護領域における「共通言語の構築」など多職種連携において，その役割は大きいと考える．
- ▶特に介護支援専門員との連携では，生活期リハビリテーションにおける「心身機能」「活動」「参加」の各要素に理学療法士の専門性を活かすことで日常生活活動を高めながら，個人の生きがいや自己実現を支援することができる．
- ▶生活期リハビリテーションでは，生活環境の調整や生きがいづくり，そして社会生活における居場所や社会における役割の創出が求められる．
- ▶理学療法士が標準的に備え持つ「科学的根拠に基づいた身体機能評価能力」および「対象者との信頼関係に基づいた社会生活環境情報の聴取能力」，そしてこれらの情報を統合した「生活活動マネジメント能力」を介護関係職種に向けた研修会の開催などで伝達しながら生活期リハビリテーションに最大限に活かす教育活動も必要である．
- ▶地域医療において中心的な役割を果たす医師の団体である地域の医師会との協働関係の構築のために，普段から地域医療の発展のための協働事業（イベント）の開催なども積極的に実施する必要がある．

2 自治体（行政）との連携

- ▶地域包括ケアシステムの構築など地域における政策は，各自治体が長期的な視点を持って取り組むことが重要であるため，行政との連携を図ることは極めて重要である．
- ▶理学療法士の専門性は，医療，保健，福祉，教育，防災などの町づくりには欠くことのできない多方面に活用できるため，自治体組織内の横断的な連携体制の構築が必要である．
- ▶理学療法士の専門性を地域社会に活用するため，各都道府県理学療法士会が自治体との戦略的パートナーシップを構築することが望まれる．

> **戦略的パートナーシップ**
> 　参加する団体と自治体がお互いの利益を想定し，主体性と率先力，そして責任のもとに，各地域における課題の解決のために協働行動を具体化し，持続可能な社会を築いていくための協定．

- ▶戦略的な活動には，自治体職員と常に顔の見える関係性の構築が必要不可欠である．
- ▶自治体組織は，定期的に人事異動を行うため各担当者が変わっても継続する連携体制の構築が必要である．
- ▶理学療法士の専門的な観点を活かし，科学的根拠に基づいた調査結果からから地域社会の課題やその解決方法などについて政策提言することが必要である．

3 地域社会との連携

► 地域社会における現状と課題, これに対する解決策の構築のためには, 地域住民のニーズを直接的に把握する機会が必要不可欠である.

► この直接的に把握する機会として, 自治会や町内会など町づくりの構成単位の基礎となっている組織との普段からの関係づくりは極めて重要である.

► この関係づくりの中で理学療法士の専門性は, 社会生活において欠くことのできない医療, 保健, 福祉, 教育, 防災など様々な領域に活用できることを周知するのみならず, 各領域において成果を上げることが地域住民の信頼を得ることにつながる.

4 国会議員や地方議員との連携

► 地域社会の課題を解決する政策実現のためには, 立法府での活動も必要不可欠である.

► この立法府で活動できるのが, 国会議員や地方議員である.

► 国会議員の役割は, 法律をつくる, 予算を決定する, 内閣総理大臣を選ぶ, などの三つがあげられる.

► その中でも特に, 国会議員は, わが国の法律をつくる「立法府」として, 時代とともに変化する社会情勢に合わせて, 私たち国民が社会生活を営みやすいように法律を整備・改定する.

► 地方議員の役割は, 税金の使い道の決定や行政のチェック, 条例の提案・提出などがあげられる.

► 理学療法士の専門性を活かした視点からこれらの役割を持つ議員に地域住民のニーズを報告提案することは, 地域社会の発展に大きく寄与することにつながるため, その関係づくりは極めて重要である.

学習到達度自己評価問題

- 社会保障制度にはどのようなものがあり，それぞれの役割について説明しなさい．
- 医療保険制度における保険者と被保険者との関係について説明しなさい．
- 介護保険制度の対象となる者について説明しなさい．
- 国民皆保険制度について説明しなさい．
- 地域包括ケアシステムにおいて，理学療法士に期待されていることは何か説明しなさい．
- 部門管理者が医療政策を理解する必要性を説明しなさい．
- 政策の形成過程を順に説明しなさい．
- 政策の形成にかかわる組織や団体とその役割を説明しなさい．
- 医療費・介護保険費用の財源にはどのようなものがあるか，説明しなさい．
- 国民皆保険制度の崩壊が危惧される理由とは何か，説明しなさい．
- 診療報酬改定はどのような経緯を経て決定されるか，説明しなさい．
- 疾患別リハビリテーション料の問題とは何か，説明しなさい．
- 理学療法士の需給および希少性と賃金にはどのような関係性があるか，説明しなさい．
- 地域社会の発展のために理学療法士に必要な連携とは何か，説明しなさい．

5 身分法と職能団体

学習の目標

▶ 理学療法士作業療法士法の概要を理解する.

▶ 日本理学療法士協会の概要を知り, 所属する意義を理解する.

▶ 社会情勢の変化に伴う理学療法士の役割について説明できる.

▶ 日本理学療法士協会と日本理学療法士連盟の役割について説明できる.

▶ 理学療法士の政治参画の必要性を理解する.

▶ 理学療法士の課題解決に向けた政治活動について説明できる.

▶▶▶ 5-1. 理学療法士の身分法とその職能団体

A. 理学療法士及び作業療法士法

- ►一般的に法令の構成は, 憲法を頂点とし, 以下, 法律, 政令, 省令, 条例という階層構造である.
- ►憲法とは, 国の最高法規で憲法を改正や廃止する場合は, 国会が発議した後に国民投票というのが必要な手続きとなる.
- ►法律は, 憲法の理念の具体化を目的とした法令で, 国会の議決により制定され, その種類は多岐にわたるが, 私たちに関連するのは「理学療法士及び作業療法士法」が該当する.
- ►政令とは, 内閣が制定する法令であり, 「理学療法士及び作業療法士法施行令」が該当し, 免許の登録(消除)や養成校の指定に関することが規定されている.
- ►省令とは, 法律や政令を実行するための, 各省大臣の命令のことで, 「理学療法士及び作業療法士法施行規則」および「理学療法士作業療法士学校養成施設指定規則」が該当し, 免許の登録や国家試験の実施に関する要項および学校運営やカリキュラムに関する要項が規定されている.
- ►条例とは, 地域限定で拘束力を持つ, 地方自治体が定める規則のことで, これから地方自治体単位で独自性を持って展開される地域包括ケアシステムなどの規定がこれに該当すると考えられる.
- ►理学療法士及び作業療法士法は1965年6月29日に法律第137号として発布された.
- ►この法律は, 第1章「総則」, 第2章「免許」, 第3章「試験」, 第4章「業務」, 第5章「試

102　第5章　身分法と職能団体

表5-1. 医療関連職種の業務独占にかかる根拠規定

職　種	業務独占の根拠規定
医　師	医師法第17条
薬剤師	薬剤師法第17条
保健師	業務独占ではない[*1]
助産師	保助看法第30条
看護師	保助看法第31条
准看護師	保助看法第32条
診療放射線技師	診療放射線技師第24条[*2]　第24条の2[*3]
理学療法士	理学療法士及び作業療法士法第15条1項[*3]
作業療法士	理学療法士及び作業療法士法第15条1項[*3]
臨床検査技師	臨床検査技師などに関する法律第20条の2[*3]
視能訓練士	視能訓練士法第17条2項[*3]
臨床工学士技士	臨床工学士法第37条[*3]
義肢装具士	義肢装具士法第37条[*3]
救急救命士	救急救命士法第43条[*3]
言語聴覚士	言語聴覚士法第42条[*3]

験委員」，第6章「罰則」から構成されている．

▶この法律で，①その対象となるものは，身体に障害のあるものであり，②その主な目的は，対象となるものの基本的動作能力の回復を図ることであり，③そのために用いられる手段は，対象となるものに治療体操その他の運動を行わせること，および対象となるものに電気刺激，マッサージ，温熱その他の物理的手段を加えること，と理学療法の対象，目的，手段が定義されている．

▶この対象，目的，および手段の3点においてこの定義にあてはまらない行為は理学療法とは解釈することができないというのが，現行法での定義である．

▶第4章（業務等）第15条2項に理学療法士は医師の指示を受けることにより，医行為の一部を担うことが法的に担保されることが記されている．つまり医師の指示を受けることで，理学療法士の業務は医行為となるのである．

▶また同章第16条に，「正当な理由がある場合を除き，その業務上知り得た人の秘密を他に漏らしてはならない．理学療法士又は作業療法士でなくなった後においても，同様とする．」と守秘義務が明記されている．

▶専門職には業務独占，名称独占という法的概念（規定）がある．

▶理学療法士は法の解説に，「一般的には禁止されている診療の補助行為の一部を業とする権能が与えられたことによって，形式的には単に名称のみを独占するにすぎない理学療法士および作業療法士は，実質的には無資格者が行ってはならない固有の業務分野を占有することになった」と診療体系上での業務独占職種だと記している．

▶しかし，第4章（業務等，名称の使用制限）の第17条に「理学療法士でない者は，理学療法士という名称又は機能療法士その他理学療法士にまぎらわしい名称を使用してはならない．」と明記され，法律上は名称独占であり業務独占職種ではない．

▶表5-1に医療関連職種の業務独占にかかる根拠規定を示し，以下に補足する．

＊1 保健師助産師看護師法（以下，保助看法）第29条は，「保健師でない者は，又これに類似する名称を用いて，第二条に規定する業をしてはならない」とするのみであって，保健師又はこれに類似する名称を用いなければ，誰でも保健指導を行ってよい．

＊2 放射線の照射は診療補助行為でないと解されている．したがって，看護師・准看護が当該業務を行うことは認められない．

＊3 診療放射線技師，理学療法士，作業療法士，臨床検査技師，視能訓練士，臨床工学士技士，義肢装具士，救急救命士，言語聴覚士の9職種の○○士（技師）は，「保助看法第31条第1項及び第32条の規定にかかわらず，診療の補助として○○を行うことを業とすることができる」という雛形で規定されている．

► すなわち理学療法士の業務は，保助看法第31条，第32条で規定される診療補助行為の一部であり，厳密な意味での業務独占ではない．

► この法律が制定され50年以上が経過した中で，私たちを取り巻く社会情勢も大きく変化してきた実状があり，法律が示す対象や目的が現状とそぐわなくなっている．

► 例えば，少子高齢社会の到来とともに，理学療法を活用したいわゆる予防理学療法の推進が求められるようになったが，予防理学療法を実施する際に，「理学療法士を名乗ってよいのか」「医師の指示は必要か」という疑問が浮上してきた．

► 2013年11月に厚生労働省医政局から理学療法士の名称の使用などについて，「理学療法士が，介護予防事業等において，身体に障害のない者に対して，転倒防止の指導等の診療の補助に該当しない範囲の業務を行うことがあるが，このように理学療法以外の業務を行う時であっても，「理学療法士」という名称を使用することは何ら問題がないこと．また，このような診療の補助に該当しない範囲の業務を行う時は，医師の指示は不要であること」と通知があった（図5-1）．

► また，教育制度の変化への対応や2職種を一つの法律で規定することの限界を指摘する声もある．

B. 法の階層性と医師法・保助看法との関係

► 医療専門職の身分法（免許制）には，その行為が特別に許されるための要件として，資格（医師免許，看護師免許，理学療法士免許など）があるということを理解しておく必要がある．

► 他者の身体を傷つけたり体内に接触したりする医療行為は，これが正当な業務でなければ侵襲行為であり法律上は傷害罪や暴行罪に該当する．したがって，例え医療のためであってもこのような行為を行うには，正当な医療行為とされる条件を満たす違法性阻却＊の要件が整っている必要がある．

● 違法性阻却：違法と推定される行為であっても，正当防衛や緊急避難など特別な事情があるために違法性がないとすること．

► 医療行為とみなされるためには，以下の要件を満たさなければならない．

1. 治療を目的としていること．
2. 承認された方法で行われていること．
3. 患者本人の承諾があること．

► 1965年6月29日に法律第137号として発布された理学療法士及び作業療法士法は，保助看法第31条1項，第32条の特別法としてのつくりで制定されており，このよう

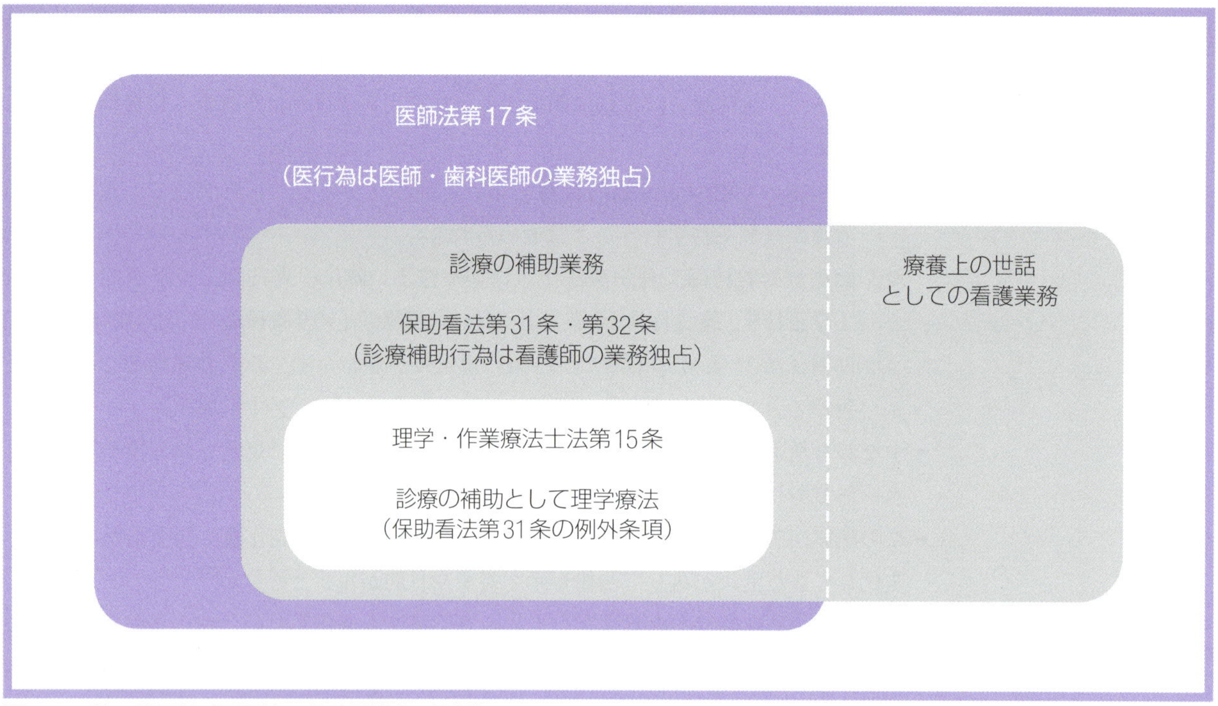

104　第 5 章　身分法と職能団体

医師法第 17 条

（医行為は医師・歯科医師の業務独占）

診療の補助業務

保助看法第 31 条・第 32 条
（診療補助行為は看護師の業務独占）

理学・作業療法士法第 15 条

診療の補助として理学療法
（保助看法第 31 条の例外条項）

療養上の世話
としての看護業務

図 5-1. 法の階層性（医師法，保助看法との関係）

な関係性を**法の階層性**と呼ぶ.

▶法の成立過程からみると，理学療法士及び作業療法士法の上層には保助看法があり，さらにその上層に医師法という階層構造がある.

▶厚生労働省によれば，医療関連職種は，①医師，②薬剤師，③保健師，④助産師，⑤看護師，⑥准看護師，⑦診療放射線技師，⑧理学療法士，⑨作業療法士，⑩臨床検査技師，⑪視能訓練士，⑫臨床工学技士，⑬義肢装具士，⑭救急救命士，⑮言語聴覚士，⑯歯科医師，⑰歯科衛生士，⑱歯科技工士の 18 職種とされている.

▶**医師法 17 条**は「医師でなければ，医業をなしてはならない」と規定し，医師以外の者による医業を禁止している．ここで，医業とは医行為を業として行うことをいい，医行為とは「医師の専門的知識又は技能をもってしなければ危険な行為」と定義される.

▶このように，わが国において法的に「医行為は医師のみに認められた行為」である.

▶しかし，実際の医療現場では医師のみに医行為を限定しておくことは実務として限界があり，患者にも決して利ではない．そこで**「診療の補助行為」**という医行為の概念を法的整備したのが保助看法の第 31 条，第 32 条である.

▶看護師・准看護師は，他のコメディカルスタッフとは異なり，一定の要件のもとで，業としてすべての診療の補助行為を行うことができるというのが，保助看法による規定である.

▶理学療法士は，その専門領域で診療補助行為ができると規定されている.

▶理学療法士及び作業療法士法の第 4 章（業務等）の第 15 条は，「理学療法士又は作業療法士は，保健師助産師看護師法（昭和二十三年法律第二百三号）第三十一条第一項及び第三十二条の規定にかかわらず，診療の補助として理学療法又は作業療法を行なうことを業とすることができる.」としている（図5-1）.

5-1. 理学療法士の身分法とその職能団体　　105

- このように，本来法的には診療補助行為は看護師・准看護師の独占業務であるため，その例外措置として，理学療法士が診療の補助として理学療法を行うことを業とすることができる旨を規定した条文が第15条である．なお，第2項には理学療法士は，医師の具体的な指示を受けて，マッサージを行うことができることが規定されている．

- 第15条第2項に「理学療法士が，病院若しくは診療所において，又は医師の具体的な指示を受けて，理学療法として行なうマッサージについては，あん摩マッサージ指圧師，はり師，きゆう師等に関する法律（昭和二十二年法律第二百十七号）第一条（MEMO 参照）の規定は，適用しない」とされている．

- 法律と法律の間では，適用範囲の狭い特殊な法律の方が優先するというルールがあり，例外措置として，理学療法士が診療の補助として理学療法を行うことを業とすることができる旨を規定した条文である第15条の存在が，理学療法業務をほぼ独占業務としている根拠である．

- 理学療法は，保助看法の傘下において，理学療法士による実施が認められた診療の補助行為であり，理学療法士以外による理学療法の実施は（理学療法士及び作業療法士法違反ではなく）保助看法違反となる．

- したがって，医療機関における臨床実習も患者に触れる以上は診療の補助行為としての理学療法の実施にほかならず，その法的正当性については保助看法から検討することが必要である．

- 以上のように，理学療法士及び作業療法士法は，医師法と保助看法の階層構造の中で規定された法律である．今後，法改定を考えるときに条文（法の内容）のみならず，階層構造についても考慮すべきであろう．

> **あんまマッサージ指圧師，はり師，きゆう師等に関する法律（昭和二十二年十二月二十日法律第二百十七号）「第一条」**
>
> 　医師以外の者で，あん摩，マッサージ若しくは指圧，はり又はきゆうを業としようとする者は，それぞれ，あん摩マッサージ指圧師免許，はり師免許又はきゆう師免許（以下免許という．）を受けなければならない．

C. 職能団体とは

- 職能団体とは，専門的資格を持つ専門職者が集まり専門性の維持向上や，専門職としての待遇や利益を保持・改善するための組織であり法律や医療関係職に多い．

- 同時に会員どうしの交流を図る役目も有しており，親睦会の開催や広報誌などの発行を行っている．

- 大日本帝国憲法下では，医師会，歯科医師会，獣医師会，薬剤師会，弁護士会，弁理士会，税務代理士会など，かなり多くの公共的専門職能団体の強制加入制がとられていた．

- 戦後の法律整備により，弁護士会，公証人会，弁理士会を除く多くの組織の強制加入は廃止された．

- 強制加入制である弁護士会，公証人会，弁理士会を組織率で表現すると100％となる．

- 医療における職能団体の存在意義は自治機能であると考えられ，医療の品質管理を専

106　第5章　身分法と職能団体

門家自らが行うことである.

► わが国には，日本医師会，日本看護協会，日本薬剤師会など多くの医療系専門職による職能団体がある.

► リハビリテーション関係では，日本作業療法士協会，日本聴覚言語士協会，日本義肢装具士協会，日本介護支援専門員協会など連携職能団体は多い.

► 日本理学療法士協会は，理学療法士のための任意加入の職能団体であり，理学療法士の専門性の維持向上とともに，われわれの地位や職域の保持改善に努めている.

► 特にわが国の場合はリハビリテーションと称する領域に参入する専門職は多く，われわれの職域維持拡大のみならず，豊かな国民生活の向上のためにも日本理学療法士協会に果たす役割は大きい.

► 日本医師会や日本看護協会の組織率は50～60％程度で推移しており，日本理学療法士協会の組織率は77％である(2018年).

D. 日本理学療法士協会(JPTA)の概要

●**JPTA**：Japan Physical Therapy Association

► 公益社団法人日本理学療法士協会(以下，協会)は，わが国における唯一の理学療法士のための職能団体である.

► 協会の理念は，以下である.

一，「尊厳ある自立」と，その「くらし」を守ります.

一，真に求められる理学療法科学の探求と創造，そして自らの技能と資質の向上に努力します.

一，必要な提言や社会的行動を精力的に行います.

► 1963年に国立療養所東京病院附属リハビリテーション学院が開設し，翌年1964年に理学療法士及び作業療法士法が公布された.

► 協会は，1966年7月17日に理学療法士110名により結成され，2015年に設立50週年を迎えた.

► 1972年に厚生省(当時)より社団法人として認可された.

► 1990年には日本学術会議より学術研究団体として認定された.

► 2012年に内閣総理大臣より公益社団法人として認可された.

●**WCPT**：World Confederation for Physical Therapy

► 現在の会員数は115,825名(2018年3月)であり，約80％の高い組織率を保持しており世界理学療法連盟(**WCPT**)加盟団体中でも第1位である.

► 事業執行を行う組織図は時代や情勢に応じて変化をするが，職能事業，広報事業，生涯学習事業の三つの事業が協会設立以来一貫した骨幹事業(機能)である.

► 職能事業とは，理学療法士の職能(職業・職務上の能力)を活かし，国民に対する保健・医療・福祉サービスを向上させることを目的とした活動である. 診療報酬，介護報酬や障害者福祉制度などの動向を調査，情報収集し，解決すべき課題を把握したうえで国民に寄与する要望作成を行う.

► また，社会の動向を把握し，理学療法士が貢献できる新たな社会的役割について検討するとともに，理学療法士の職域拡大が国民の利益に資すると判断した場合の要望活動や政策提言を行う.

► そして，理学療法士に期待される新たな職能の開発・普及を図り，理学療法の質を高

めるための努力を各種委員会などと連携して進めるような事業である.

- ▶ 広報事業は,会員はもとより国民に向けて,協会が取り組んでいる様々な事業,また広く国の厚労行政などに対して行う国民目線での政策提言を含む社会的活動についても紹介し,それらを通して理学療法(士)に対する理解を深めていただく事業である.
- ▶ 生涯学習事業は,日本理学療法士学会および都道府県理学療法士会,各委員会などと連携を保ち,生涯にわたって質の高い理学療法を国民に提供するための義務と責任を担保するために,知識や技術の研鑽を支援する活動である.
- ▶ 2013年度より,協会内に,「日本理学療法士学会」ならびにその下部機関となる「分科学会」ならびに「部門」が設立されている.
- ▶ 日本理学療法士学会は,「各分科学会・部門の精力的な活動」と「学会による組織的な広報活動」で,理学療法の有効性を社会に発信することが目的である.2017年時点で,12の分科学会と10の部門があるが,生涯学習システムの見直や世情などを鑑み,構成は流動的だと思われる.
- ▶ 理学療法士の職能団体は各都道府県単位でも存在しており,すべて法人格を有している.
- ▶ 現在,協会の総会は各都道府県から選出された代議員により運営される代議員制を敷いており,協会理事選挙も代議員による投票選挙である.

E. 生涯学習支援と協会への所属意義

- ▶ 生涯学習は,現代においては国民の学ぶ権利や努めとして位置付けられており,国民としての継続学習はもとより,医療専門職である理学療法士にとっては,国民の良質な生活に資するためには,その専門性を維持・向上させるよう生涯学習は不可欠である.
- ▶ 前項にて,生涯学習支援は日本理学療法士協会の骨幹事業の一つであると示した.
- ▶ 日本理学療法士協会にて生涯学習を支援するプログラムが,生涯学習システムである.
- ▶ 協会員数が10万人を超え,理学療法士界全体の底上げと自己研鑽に対する承認(認定)としての制度は,社会の中でも必要とされている.
- ▶ 養成校卒業後に国家試験に合格し理学療法士になるが,決してこれがゴールではなく,理学療法士としてのスタートであると考え,責任をもって業務にあたるためには,免許取得後も継続して研鑽を続けることが不可欠である.
- ▶ しかし独学では学習意欲の維持も,新たな知識や技術の取得にも質の担保がなされず,ましてや他者(社会評価)との比較ができないので,独り善がりな自己評価のもとで,利己主義的な理学療法士となってしまう.したがって,十分に生涯学習の必要性とその支援体制を整えた組織への所属意義を学生の間に理解しておく必要がある.
- ▶ 再構築される生涯学習制度での研修プログラムは,広範囲の基本的理学療法を学修できるようプログラムされており,前期研修(2年間)と後期研修(3年間)で構成されている.
- ▶ 登録理学療法士制度は,後期研修プログラム修了者に登録理学療法士として協会が認定する新たな制度である.この認定は5年更新制とされ,常に一定レベル以上の知識と技術を有している理学療法士であることを社会に対し協会が厳正に証明するものである.

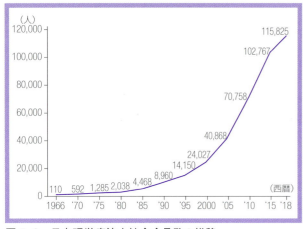
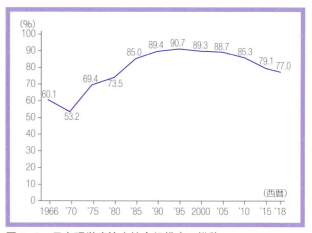

図5-2. 日本理学療法士協会会員数の推移　　　　図5-3. 日本理学療法士協会組織率の推移

- ▶ 生涯学習制度については日本理学療法士協会ホームページを参照し，詳細な制度の確認と理解を願いたい．
- ▶ 逆説的に考えれば，卒業後5年を超えたものが登録理学療法士の認証を保持していなければ，一定レベル以上の理学療法サービスを実施できないという評価を受ける可能性がある．
- ▶ したがって，登録理学療法士制度は日本理学療法士協会による自主的な免許更新制度と考えることができる．
- ▶ 日本理学療法士協会に所属しなければ，これらの生涯学習システムを活用できず，これは大きな会員特権である．
- ▶ ここまで理学療法士及び作業療法士法，医師法と保助看法との階層性による診療補助の法的根拠を概説した．また，これらの法が時代に則さない事項が多々出現していることにも触れた．
- ▶ 適切な理学療法を適所で適宜に実施できるようにすることは，われわれ理学療法士に対する国民の負託に応えることである．法的なバリアを乗り越えるためにも，理学療法士が一致団結して国民に訴え続ける必要がある．
- ▶ 2009年に理学療法士として初めての国会議員が誕生し，2016年には2人目の国会議員も誕生した．
- ▶ 日本理学療法士協会へ所属することは，理学療法士として自らの能力を向上させる有効な方法であり，理学療法という素晴らしいツールをどのように国民の幸福に資するツールに昇華できるのかを考えることである．
- ▶ 日本理学療法士協会設立時から，2018年までの会員数と組織率を示す（図5-2，5-3）．職能団体としては，異例の高組織率で推移していたことが分かる．
- ▶ 医療専門職では後発である理学療法士が国内で広く知られるようになり，診療保険点数や職場での待遇面などでも右肩上がりに成長した背景には，少なからず高い組織率を誇る日本理学療法士協会の存在があった．
- ▶ しかし，全国養成校の卒業予定者が約5,000名を超えた2004～2005年頃から組織率が徐々に下降している．理学療法士としての社会的役割と地位を確保していくためには，組織率の維持・向上が今後の大きな課題である．

5-2. 理学療法士の業務と政治活動の必要性

A. 法改定の必要性と方向性（意義）

- いかなる職業であろうとも社会情勢の変化に伴いそのニーズは変化する．これは理学療法士においても同様である．
- そこで，理学療法にかかる診療報酬の変遷（表5-2）や理学療法士の役割の拡大に伴い，現行の理学療法士及び作業療法士法の改正の必要性について示してみたい．

1 理学療法にかかる診療報酬の変遷

- 理学療法士及び作業療法士法が1966年に制定されてから約50年が経過し，制定当初に比べると今般の理学療法士が対象とする疾病や障害を持つ対象者は多岐にわたる．
- また，理学療法士の活躍の場は医療施設から地域へと広がりをみせており，医療，保健，福祉，産業，教育などで提供する理学療法はそのニーズに応じて多様化してきている．
- 医療の場における理学療法にかかる診療報酬の変遷を表5-2に示す．
- 多様化したニーズに対応するため2006年の診療報酬改正にて，それまでの対象者へ医療を包括的に提供するためとされていた「総合リハビリテーション設置基準」ならびに「集団療法」が廃止され，疾患別の評価体系が導入された．
- 2014年には急性期における理学療法の効果を見込む「ADL維持向上等体制加算」が新設され，診療報酬算定の基準に理学療法士などの配置が義務付けられた．
- いずれにせよ，理学療法は疾患や障害の特性，医師による治療の内容や疾患の経過や予後について十分理解していることを前提に提供されなければならず，かつ安全に実施される必要がある．
- つまり，理学療法は本来，理学療法士によって提供されるべきものであり，そうすることで国民の負託に応えることができる．
- その意味において理学療法士の資格を「名称独占」に加え「業務独占」資格とするために，理学療法士及び作業療法士法の改正を強く訴える必要がある．

2 理学療法士の役割の拡大

- 2000年介護保険法の施行により，理学療法士が担う役割が大きく拡大した．
- 理学療法士は，その行為を医療領域における診療報酬に加え，介護領域における介護報酬も算定できることとなった．
- さらに，2013年には，理学療法士の対象は，身体に障害のある者に限らず，健康維持や増進を目的とする者へも広がった．
- この対象の広がりは，社会情勢の変化に伴うさらなる理学療法士の役割の拡大であり，同時に対象者の身体特性はもちろんのこと，生活機能を理解したうえで提供するサービスの質の担保が問われることになる．

110 第5章 身分法と職能団体

表5-2. 理学療法にかかる診療報酬の変遷

年号	診療報酬の変遷	年号	診療報酬の変遷
昭和33年 (1958)	基本診療料として算定開始 ・電気光線療法, ジアテルミー療法 ・マッサージ ・変形徒手矯正術 ・変形機械矯正術 ・先天性股関節脱臼後療法	平成6年 (1994)	新設 ・肺機能訓練 ・摂食機能療法 ・退院時リハビリテーション指導料
昭和40年 (1965)	改正 ・整形外科甲 理学療法の部と明記	平成8年 (1996)	改正 ・理学療法料（Ⅰ）～（Ⅳ） 新設 ・早期理学療法 ・老人早期理学療法料 ・難病患者リハビリテーション料 廃止 ・早期加算
昭和42年 (1967)	改正 ・整形外科機能訓練と名称変更 新設 ・水中機能訓練 ・温熱療法		
昭和49年 (1974)	新設 ・運動療法 複雑なもの ・運動療法 簡単なもの	平成10年 (1998)	新設 ・老人リハビリテーション総合実施計画評価料
昭和51年 (1976)	改正 ・身体障害運動療法 　（整形外科機能訓練の名称変更）	平成12年 (2000)	新設 ・回復期リハビリテーション病棟入院料
昭和56年 (1981)	改正 ・運動療法 　（身体障害運動療法の名称変更）	平成14年 (2002)	改正 ・「複雑なもの」「簡単なもの」から「個別療法」「集団療法」に変更 新設 ・病棟等早期歩行加算 ・ADL訓練実施加算 復活 ・早期加算
昭和60年 (1985)	改正 ・運動療法 複雑なもの ・運動療法 簡単なもの		
昭和61年 (1986)	改正 ・運動療法(社会保険) ・老人運動療法料(老人保健)		
昭和63年 (1988)	新設 ・心疾患理学療法料 ・早期運動療法加算 ・老人理学療法料 ・老人理学療法計画評価料 ・退院患者理学療法指導料 ・寝たきり老人訪問理学療法指導管理料	平成16年 (2004)	新設 ・リハビリテーション総合計画評価料
		平成18年 (2006)	新設 ・脳血管疾患等リハビリテーション料 ・運動器リハビリテーション料 ・呼吸器リハビリテーション料 ・心大血管リハビリテーション料 廃止 ・早期加算
平成2年 (1990)	改正 ・算定日数6ヵ月以内と6ヵ月超に区分 ・急性発症脳血管障害等加算 　（早期運動療法加算の名称変更）		
		平成20年 (2008)	廃止 ・ADL訓練実施加算 復活 ・早期加算
平成4年 (1992)	改正 ・理学療法 　（運動療法の名称変更） 新設 ・超早期加算 ・心疾患リハビリテーション料 ・老人リハビリテーション計画料 ・老人退院時リハビリテーション指導料	平成22年 (2010)	新設 ・がん患者リハビリテーション料 ・栄養サポートチーム加算
		平成24年 (2012)	新設 ・初期加算 ・呼吸ケアチーム加算 ・外来リハビリテーション診療料
		平成26年 (2014)	新設 ・ADL維持向上等体制加算 ・介護保険リハビリテーション移行支援料 ・リハビリテーション総合計画提供料

［50周年記念誌編集委員会（編）：日本理学療法士協会五十年史～たくさんの『一歩』と歩んで50年～，p.206-225，日本理学療法士協会2017より著者作成］

5-2. 理学療法士の業務と政治活動の必要性　111

- ►このように変化する社会から求められるニーズに責任を持って応えるためには，専門的な教育を受けた理学療法士を「業務独占」資格とすることが自然な流れではなかろうか．
- ►理学療法の対象やニーズに応じた理学療法の提供，ひいては，理学療法士の教育制度の一貫性について，自己点検できる仕組みも必要である．

B. 理学療法士の政治参画

- ►厚生労働省は2016年度版の厚生労働白書の中で，自らが達成するべき基本的な目標を「国民一人ひとりが，家庭，職場，地域などにおいて，持てる力を発揮し，ともに支え合いながら，健やかに安心して生涯を送ることができるよう，社会保障政策・労働政策を通じて，将来にわたる国民生活の質の向上と社会経済の発展に寄与すること」としている．
- ►厚生労働省はこの基本的な目標を意識しながら，社会に生じる様々な課題の解決のための法律案を検討したり作成したりする役割を担っている．
- ►その意味において，医療・保健・福祉現場などでの活動を通してその状況を把握している理学療法士には，関連する法律案の検討および作成に関与しつつ，国民が"健やかに安心して生涯を送ることができるよう"社会保障政策の充実に寄与する責務があると考える．

1 政治参画の手段

- ►理学療法士自らが掲げる政策を実現するためには，具体的にどのような活動が必要であろうか．
- ►まず，社会情勢の変化を的確に捉える必要がある．
- ►例えば，①関連する法律の施行状況や内閣府の方針，さらに動向などの情報の収集を行い，分析して整理しておく必要がある．
- ►それらの内容を踏まえ社会保障制度における課題の明確化を図る．
- ►次に，②社会における理学療法士の位置付けや役割と照らし合わせ，様々な調査や研究も活用しつつ抽出された課題に対して理学療法士としてどのように貢献できるのかを検討し，政策として立案する．
- ►そして，③その政策を法律案として反映させるために，誰に（どこに）働きかけをして実現していくのかの計画をたて，④政策実現に必要な交渉手段である「ロビー活動」を行う．
- ►ロビー活動とは，自らの政策の実現のためのある特定の法律の制定に向けて影響を及ぼす一連の活動を指すが，⑤具体的には（国会）議員を始めとし，その関係者への直接的な情報提供や陳情（請願）あるいは政治活動のための資金提供などがある．
- ►以上のような手段を通して，理学療法士は自らが成しうる社会貢献をしっかりとアピールし，政治への影響力を高め，結果として自らの掲げる政策の実現へとつなげていかなければならない．

112　第5章　身分法と職能団体

C. 日本理学療法士連盟の活動

- ►1966年に法的根拠を持って誕生したわが国の理学療法士らは，自らの専門性の向上や専門職としての処遇の改善を図ることを意図し，日本理学療法士協会という職能団体を設立したが，後に日本理学療法士協会とは役割が異なる組織として日本理学療法士連盟を設立する．

- ►日本理学療法士連盟設立にいたるまでの経緯と日本理学療法士連盟の活動についてその役割とともに触れていく．

1 日本理学療法士連盟設立の経緯

- ►前述したように，1965年6月29日，理学療法士の身分や業務について定めた理学療法士及び作業療法士法が法律第137号として交付され，翌年の1966年に第1回理学療法士・作業療法士国家試験が実施された．

- ►同国家試験の合格者183名の内110名の入会をもって，同年7月17日に任意団体ではあったが日本理学療法士協会が誕生した．

- ►その後1972年に社団法人の認可を受け，2012年には公益社団法人の認可を受ける．

- ►日本理学療法士協会は，理学療法士の専門性の維持・向上ならびに専門職としての処遇の保持・改善を図る職能団体である．

- ►また国民すべての健康と幸福の実現のために「尊厳ある自立」とその「くらし」を守るために，必要な提言を行うなどの社会的な活動も重要な役割として担っている．

- ►したがって，日本理学療法士協会には国民の健康と幸福の実現にかかる課題の解決や，理学療法士の処遇にかかる課題の解決のための政策を立案する責務がある．

- ►立案した政策を実現する場合には行政府や立法府への働きかけが必要となるが，公益社団法人である日本理学療法士協会にあっては「公共の利益」に軸足をおいた活動を求められるため，行政や(国会)議員への請願や陳情はできても，特定の政治団体や個人，(国会)議員を支援するような選挙活動はしてはならないことになっている．

- ►つまり日本理学療法士協会の立案した政策を実現させるためには選挙活動ができる別組織，すなわち公益社団法人と峻別された政治団体が必要となり，結果として2004年に日本理学療法士連盟が設立されることとなった．

- ►日本理学療法士連盟は日本理学療法士協会との役割を峻別しながら，いわば「車の両輪」のような位置付けで活動をしている．

2 日本理学療法士連盟の活動

- ►日本理学療法士連盟は政治資金規正法(昭和二十三年七月二十九日法律第百九十四号)に定められた政治団体であり，国民の健康と福祉の充実に資する理学療法士の意見や活動を公にし，それらが法律に直接ないしは間接的に反映されるよう活動している(表5-3)．

- ►また，行政府や立法府への働きかけにつなげるために連盟と協定を取り交わした(国会)議員の支援や，社会情勢や社会保障制度に関する研修会の開催，そして政治活動

表 5-3. 政治団体の定義（政治資金規正法より一部抜粋）

政治資金規正法
（昭和二十三年七月二十九日法律第百九十四号）
（定義等）
第三条　この法律において「政治団体」とは，次に掲げる団体をいう．
一　政治上の主義若しくは施策を推進し，支持し，又はこれに反対することを本来の目的とする団体
二　特定の公職の候補者を推薦し，支持し，又はこれに反対することを本来の目的とする団体
三　前二号に掲げるもののほか，次に掲げる活動をその主たる活動として組織的かつ継続的に行う団体
　イ　政治上の主義若しくは施策を推進し，支持し，又はこれに反対すること．
　ロ　特定の公職の候補者を推薦し，支持し，又はこれに反対すること．

表 5-4. 公益法人の活動と政治団体の活動の峻別について

公益法人の活動と政治団体の活動の峻別について
＊ 政治団体会費と公益法人会費が同一の預金口座で管理されてはならない
＊ 政治連盟会費を公益法人が請求してはならない
＊ 公益法人が政治団体の会費を特別会費の名目で，同法人の会費と一緒に徴収してはならない
＊ 公益法人名義の領収書において，公益法人会費と政治団体会費を併せて記載してはならない
＊ 政治団体に関する書類の送付先が，公益法人の事務所と同一ではならない
＊ 公益法人が地方公共団体から有償にて借りた建物の一部に政治団体の事務所を置いてはならない
＊ 政治連盟が公益法人の連絡網・連絡手段（FAX など）を使用し，政治連盟にかかる通知などを行ってはならない

［2004 年 4 月 27 日，厚生労働省医政局事務連絡より］

や選挙活動の啓発事業を実施している．

► 厚生労働省医政局からの事務連絡（表5-4）を遵守しつつ，国民が期待する超高齢社会の構築への貢献を始め，理学療法士の処遇改善に向けて，日本理学療法士連盟には日本理学療法士協会とより一層の連携を強化しつつ，全国規模でのより精力的な活動が求められる．

D. 日本理学療法士連盟の役割と活動の意義

► わが国では，少子超高齢社会の到来による労働生産性の低下や，社会保障制度にかかわる財源の枯渇によって，国民の将来にわたる安心した生活が脅かされる状況となりつつある．

► このような社会情勢の中，医療業界を始め，様々な業界が自ら政治へ参画し，日本社会の発展，および国民の安心生活の堅持を礎として，自らの業界や業種を発展させるべく政策を打ち出し，その実現に向けた政治活動にあたっている．

► 理学療法士は国民の地域生活に欠くことのできない職種であり，社会情勢の変化に伴う地域社会のニーズに適応した専門性や理学療法を提供できるよう尽力するのはもちろんのこと，現状の制度，政策の中で職域拡大に尽力しなければならない．

► 理学療法士自らによる全国レベルないしは地方レベルでの様々な政治活動を通して，自らの政策を世に示すことこそが，国民の生活を守ることや理学療法士の職域拡大につながる．

► そのためには理学療法士自身が自己意識を高め，政治活動とはいかなるものなのか，そしてその意義を理解することが重要である．

1 日本理学療法士協会および各都道府県理学療法士会の政治活動支援

► 日本理学療法士連盟および各都道府県理学療法士連盟の最も重要な役割は，組織的選挙活動によって組織代表者を国政に送ることである．

► それがかなわない場合には，理学療法士の代弁者となる国会議員や地方議会議員を支

援することで，日本理学療法士協会および各都道府県理学療法士会の望む政策課題の実現につなげる．

▶ 日本理学療法士協会や各都道府県理学療法士会は政策課題を提示して政治活動を行い，日本理学療法士連盟や各都道府県理学療法士連盟が選挙活動をもって組織代表者や代弁者を議員として国政や地方政治に送り出すなど，日本理学療法士協会と日本理学療法士連盟など双方が役割を分担し，連携を密に取りつつ活動しなければならない．

▶ 日本理学療法士協会，日本理学療法士連盟，各都道府県理学療法士会そして各都道府県理学療法士連盟のこれら4団体は，自らの業界の現状と課題，課題解決のための政策を共有し，その政策の実現に向けた手順を理解したうえで，議員候補者である組織代表者や代弁者としての支援対象者の政治活動や選挙活動に関して役割を分担し，強い結束をもって行動にあたらねばならない．

2 政治活動に関する理解の啓発と教育

▶ 法治国家では法律や条例などの法規に従って運営されているが，その法規を決定する権限は選挙で選出された議員のみに許されている．

▶ よって，その議員を選ぶことにつながる政治・選挙活動は，自らの業界の進むべき方向性や掲げた政策の実現に大いに関係しており，理学療法士である自らの存在意義を表す大切な手段といえる．

▶ 日本理学療法士協会や日本理学療法士連盟は省庁（または地方行政組織）に政策課題を提示し，そのことについて議会や関係団体との調整を行うことを責務としているわけであるが，理学療法士一人ひとりがこれを理解し，現場での実践体制を整備することが政策実現には不可欠であり，各都道府県理学療法士会や各都道府県理学療法士連盟の政策実現における役割は非常に大きい．

▶ 政策の内容は有資格者だけにとどまらず，理学療法士を目指す学生にも大きく関係するものであり，学生自らも政治活動に対する意識を高く持ち，政策，政治，そして選挙に関する恒常的な啓発活動の一躍を担うことは重要である．

3 国政選挙に向けた組織内候補への活動支援

▶ 組織代表者を国会議員として国政に送り出すことは，理学療法士の総意を直接かつ具体的に国政へ届けることが可能となる．

▶ さらに，他の国会議員の理解を併せて得ることで組織の考える政策の実現可能性が高まる．

▶ 公益社団法人日本医師会や公益社団法人日本看護協会を始めとする医療業界の団体のみならず，他の業界も自らの業界を発展させるために組織代表議員を国政に送り出している．

▶ 理学療法士の職務や現場の問題を具体的に理解していない議員が国政の場で理学療法士に関する問題解決にあたることは，理学療法士が他業界の問題を提起することが困難であることと同様に難しいことであることは容易に推察される．

▶ 組織代表者が国会議員となって，健康で安心できる国民生活には理学療法（士）が必要

表 5-5. 活動支援の内容（後援会活動・選挙活動）

	公示前（後援会活動）			公示後〜投票日前日（選挙活動）
1	後援会組織の整備		1	選挙活動組織の整備
2	諸会議の開催		2	諸会議の開催
3	後援会支援者（名簿）集め		3	投票依頼（電話かけ，期日前投票依頼）
4	組織内候補の広報		4	候補者の広報（ポスター掲示，職場・自宅など）
5	組織内候補の遊説		5	候補者の遊説支援
6	集会の開催と動員		6	集会の開催と動員
7	その他		7	その他（証紙貼り，公選はがき作成など）

＊活動支援の内容は選挙の公示前と公示後で異なる

であることをほかの多くの国会議員に理解させることは，日本理学療法士協会や日本理学療法士連盟が国や行政府に求める政策の実現性を高めることにつながる（**表5-5**）．

► 国会議員や地方議会議員は自らの活動を支援する団体として後援会を有していることが多い．

► 組織代表者が議員となった後は，その組織代表議員の活動を支援することはもとより，代弁者としての各レベルの議員を支援する日常的な**後援会活動**は重要である．

► 特に，組織代表議員の政治活動への支援は，賛同議員の確保やその拡充につながり，ひいては政策実現への推進力を得ることにつながる．

► よって，日本理学療法士連盟や各都道府県理学療法士連盟の関係者が中心となって理学療法士などの同業の有権者に対して，組織代表議員の誕生を目標に組織内候補者の擁立の意義や選挙活動の重要性を伝え，支援者拡大に向けてどのように行動するべきかを，頻回にわたって伝えなければならない．

► 理学療法士一人ひとりが，理学療法士による政治・選挙活動を特別な行為とみなすのではなく，「ごく自然な日常的な活動である」との認識を持つようになることが大事であり，そのための啓蒙活動が日本理学療法士連盟や各都道府県理学療法士連盟に求められる．

4 議員連盟の活動支援

► 議員連盟とは業界団体の課題を議論して関係省庁へ要望を行う，国会議員を構成員とする団体である．

► 理学療法士業界における課題提起および課題解決に向けた議員連盟との関係の主な流れを示す（**表5-6**）．

► 議員連盟は，関係する国会議員や，特に業界を管轄する担当省庁に比較的造詣の深い議員により構成されている．

► 構成議員は，議員連盟において業界の支持的な立場で課題解決の重要性を発言することを責務としており，議員連盟にはその責務を遂行できる業界支援的役割を担った国会議員に入会してもらうことが重要である．

116　第5章　身分法と職能団体

表5-6. 議員連盟と理学療法士業界との連携にまつわる主な流れ

1. 業界団体（日本理学療法士協会，日本理学療法士連盟など）による議連への課題提起および課題解決に対する要望説明
2. 担当省庁（厚生労働省医政局など）官僚による一次回答
3. 議員連盟所属の国会議員による討議，要請
4. 担当省庁（厚生労働省医政局など）官僚による二次回答

5　政党や所属議員との連携および選挙支援

► 各政党の国会議員や都道府県議会議員あるいは市町村議会議員は，それぞれの所属議会において行政側から提起された課題や自ら提起した課題の解決に向けた法律や条例の制定や改正を担う．

► 理学療法士及び作業療法士法の改正，各種報酬制度の見直しと適正化，理学療法士養成指定規則の改正，職域拡大や就業環境の整備に関する制度改正などを実現するためには，政党や所属議員による議会や行政への働きかけが必要である．

► 政党や所属議員，また後援会などが主催する会合などへの出席，所属議員や秘書との勉強会や意見交換，また選挙への支援を通じて関係を築き，組織の課題や問題などを共有し，解決策などを検討する．

► 政党や所属議員との有効的な関係の構築は，直接的な要望や陳情を可能とする．

► 議会制民主主義であるわが国において，自らの組織の声を代弁する政党の活動に参加することや，組織代表議員はもとより所属議員の議席を維持することは，理学療法士の総意を国政に届ける必要条件となる．

► 政党は政策および予算を計画するにあたり，政党を支援する団体から要望の聴取を行う．

► したがって，事前に組織の要望事項をまとめ，提示できる準備が必要となる．

6　自治体（都道府県，市町村）との連携

► 都道府県や市町村の行う保健事業などや介護保険事業など，自治体区域における理学療法の普及と理学療法士の活用を図るためには，自治体との関係を構築し，意見交換を通して要望を提示していく必要がある．

► 理学療法士に限らず，様々な職種や団体もそれぞれの要望を行っており，ときには競合する場合があるため，理学療法士の要望の実現には，自治体による計画や予算策定の段階から議論の場で発言できるよう，日常的な関係構築が必要となる．

► さらには都道府県議会議員や，市町村議会議員とも連携して，自治体の事業における理学療法士の参加のあり方や財源の確保などを各議会で議論してもらうことは，要望の実現を強く推し進めることにつながる．

7　研修会の開催

► 政治活動の必要性や意義を広く啓発することや，制度や政策を理解するための研修会を開催する．

5-2. 理学療法士の業務と政治活動の必要性　117

- ▶医療業界や介護業界などに関連する国や自治体が行う政策や事業は，将来の社会情勢を踏まえて策定されるものである．
- ▶つまり，社会保障領域に従事する理学療法士などには，将来に対応した知識と見識，そして職能が求められる．
- ▶社会保障領域における課題および今後の方向性を見据えたうえで，理学療法士の業務のあり方はもちろんのこと，今後求められる職能について各種研修会で得られる情報をもとに理学療法士は考察し，行動していく必要がある．

8　人材育成と女性活躍の推進

- ▶政党や政治団体では青年局や女性局といった次世代の人材育成や女性の政治参画促進を目的として，啓発活動や後進育成を行っている．
- ▶地域や組織を支える有為な人材を育て，多くの政治活動経験を通じて将来世代が自らの実力を発揮できる社会や組織を形成していくことは重要である．
- ▶政治は未来を見据えて行われるべきものであり，若い人材や女性ならではの視点で政治に参画し，政策を考えてその意思を示すことが必要である．
- ▶政治集会や意見交換会などの議論の場へ積極的に参加することや，若い人材や女性の集会を主体的に開催して，未来へ向けた政策提言を積極的に行うことが大切となる．

E.　理学療法士の人数構成とそれに伴う問題

- ▶1966年に理学療法士及び作業療法士法が制定されてからある時期を境に理学療法士数は急激に増加している．
- ▶これは超高齢社会を見据えた社会保障制度の拡充に伴う，理学療法士への社会的ニーズの高まりによるものである．
- ▶その人数構成をみると，平均年齢約33歳(2018年3月現在)，男女比率は男性が約60%，女性が約40%となっている．
- ▶ここでは，理学療法士の人数推移や構成推移とそれに伴う理学療法士の職域，就業環境，さらに女性理学療法士の就労にかかわる問題について考えてみる．

1　理学療法士の人数推移 (図4-16参照)

- ▶1966年の理学療法士及び作業療法士法が制定された当初の理学療法士の雇用先は「医師の指示の下に」理学療法を提供するという資格の特性から，医療機関がほとんどを占めていた．
- ▶しかし，それから約50年が経過し，理学療法士免許保持者が約16万人となった今般，理学療法士が活躍している領域は，1982年制定の老人保健法，1994年制定の地域保健法，そして2000年制定の介護保険法などの制定の関係で，医療領域のみにとどまらず，地域社会にまで拡大してきている．
- ▶医療や介護領域以外にも障害および介護予防のための保健や産業領域，ならびに教育領域にまで広がりをみせている．これらのフィールドに対応するために理学療法士の

数の確保と質の向上が求められてきている.

2 理学療法士の職域にかかわる問題

► 前述した理学療法士の活躍する領域の拡大を受けて，理学療法士の人数推移と構成推移の状況をもとに理学療法士の職域拡大に関する問題について記す.

► 厚生労働省は，2025年を目処に，高齢者の自立支援と要介護状態の重度化防止，地域共生社会の実現を図るとともに，制度の持続可能性を確保することに配慮し，サービスを必要とする方に必要なサービスが提供されることを目的とした，「地域包括ケアシステムの構築」を目指している.

► 多くの理学療法士は医療保険領域で，身体に障害のある者を対象としその業を行っている現況がある.

► しかしながら，少子超高齢社会に伴う社会人口構造の変化により，医療保険領域のみならず社会保障制度全般や，予防領域においては地域社会での活躍が期待されている.

► つまり，医療・介護連携，生活支援や疾病および介護予防を目的として，理学療法士の専門性を活かした多職種協働による地域包括ケアシステム構築への参画を含めた活躍が求められているといえる.

► 2016年6月には，年齢・性別・障害や疾病の有無にかかわらず，様々な環境で誰もが活躍できるいわば全員参加型の社会を目指す「ニッポン一億総活躍プラン」が閣議決定された.

► 地域共生社会の実現のためにも，理学療法の対象は，前述した「身体に障害のある者」に限らず「身体に障害の生じるおそれのある者」へと拡大される必要がある.

► 理学療法士の活躍を促進するためには職域の拡大は重要課題であり，理学療法士及び作業療法士法の改正に向けた活動，すなわち立法へつながる政策の提示などの政治活動を行うことが求められる.

3 理学療法士の男女比の推移 (図5-4)

► 理学療法士の人数構成を協会の会員数を参考にみてみると，1970年は，約9割が男性で構成されていた.

► その後は会員数の増加とともに男女の比率も変化してきている．理学療法士及び作業療法士法の制定以降徐々にではあるが理学療法士という職種が女性にも認知されるようになり，特に1999年の地域社会の構成員として男性と女性がともに役割や責任を担えるよう社会の構築に向けて「男女共同参画社会基本法」が制定された時期には，全体の約45%が女性理学療法士となった.

► その後は女性理学療法士の割合はやや減少しているが，その数は着実に増え，今後の活躍が大いに期待されるところである.

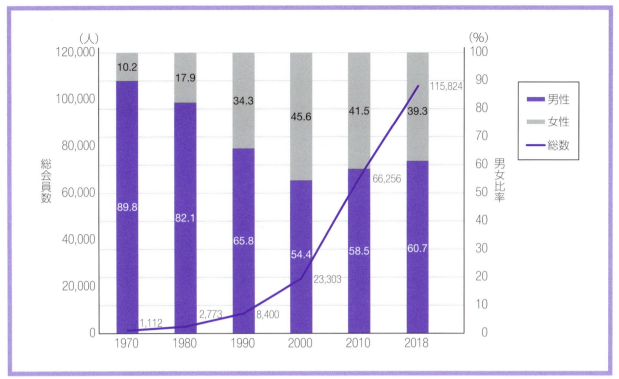

図 5-4. 理学療法士の構成推移
［日本理学療法士協会ホームページ〈http://www.japanpt.or.jp/about/data/statistics/〉（2018年8月閲覧）より作成］

4 理学療法士の就業環境の問題

- 理学療法士の構成推移より女性理学療法士の割合が増えてきていることは明確であるが，女性が社会において活躍しやすい環境であるかという点においては，いまだ様々な課題がある．
- 理学療法士業務の継続意志の高い女性理学療法士であっても，女性特有の体調変化（生理など）やライフイベント（妊娠・出産など）によって就業の継続が難しくなっていることが示唆されている．
- 男性理学療法士の復職に必要な要件として「やりがい」があげられているが，一方女性理学療法士の場合は，「勤務形態」や「労働条件」があげられている．
- 女性理学療法士の活躍が期待される今般，結婚後や育児中などの女性が，多彩な働き方を選択できるように「勤務形態」や「労働条件」の観点での就業環境の整備が必要である．
- 2018年診療報酬改定による，回復期リハビリテーションや疾患別リハビリテーションなどにおけるリハビリテーション専門職の常勤配置に関する要件の緩和は，多彩な働き方を選択するための一助となったのではなかろうか．
- 女性理学療法士の働き方の選択肢を広げるためには，人員配置基準のみならず，「勤務形態」や「労働条件」のさらなる柔軟性を制度に反映していく必要がある．
- 課題にかかわる解決策を政策とし政治により制度に反映していくことが，女性理学療法士の多彩な働き方の支援への大きな一歩となる．

- 年齢構成が平均年齢約33歳(2018年3月現在)という点からみると、ライフイベントが比較的起こりやすい状況にある理学療法士が活躍している業界であるといえる.
- そのうえで「仕事と家事や育児との両立」すなわち「ワーク・ライフ・バランス」を考えた場合、女性はもちろん、男性も含め理学療法士が就業を継続しやすい環境づくりの構築は重要な課題である.

学習到達度自己評価問題

- 「医師法」と「保助看法」および「理学療法士及び作業療法士法」の関係を説明しなさい.
- 法律で定める診療の補助行為とはなにか、説明しなさい.
- 理学療法士の地位向上のために日本理学療法士協会が行っていることは何か、説明しなさい.
- 社会情勢の変化に伴う理学療法士の役割について説明しなさい.
- 日本理学療法士協会と日本理学療法士連盟の役割、および活動について説明しなさい.
- 理学療法士の政治参画への意義について説明しなさい.

6 職域の拡大

学習の目標

▶ 企業とは何か，その目的も含めて理解する．

▶ 戦略を立案する際の留意点について理解する．

▶ 理学療法士が「行ってもよいこと」「してはいけないこと」を知る．

▶ 女性と労働者の健康増進における理学療法士の可能性について理解する．

▶ 病院（病床）機能の変化と理学療法士に求められる役割を理解する．

▶ 理学療法士の起業とその意義を理解する．

▶ 女性理学療法士の活躍による職域拡大の可能性を理解する．

▶ 職域の制度化とそれに必要な活動を理解する．

▶▶▶ 6-1. 職域拡大とその背景

A. 企 業

- ►企業とは，営利（利益を得ること）を目的とした経済活動を，事業計画に基づいて行う経済単位をいう．
- ►営利団体は，その団体が事業によって得た利益を出資者（株主など）に分配（利益の再分配）するものである．
- ►企業には公的企業と私的企業がある．公的企業は国や地方公共団体が，私的企業は国や地方公共団体に属さない民間が，それぞれ出資・経営するものである．
- ►公的企業は，公益性，社会性を追求して組織の成長や社会貢献を実現することで，利用者（国民）の満足や幸福に貢献し，社会の発展に寄与する．
- ►私的企業は，収益性（利益性）と効率性の追求により企業の発展を達成することで，企業の社会性や存在意義を高め，利用者（国民）の満足と幸福に貢献する．
- ►ビジネスモデルとは，利益を生み出す仕組みのことで，サービスや商品を提供していく事業計画・戦略と収益構造からなる．
- ►理学療法に関連する企業（産業）には，健康，介護，保険，コンサルティングなどがある（図6-1）．
- ►最近では，障害者の機能低下予防や健康増進を目的として，利用者の自己負担（自費）によってサービスを提供している企業もある．

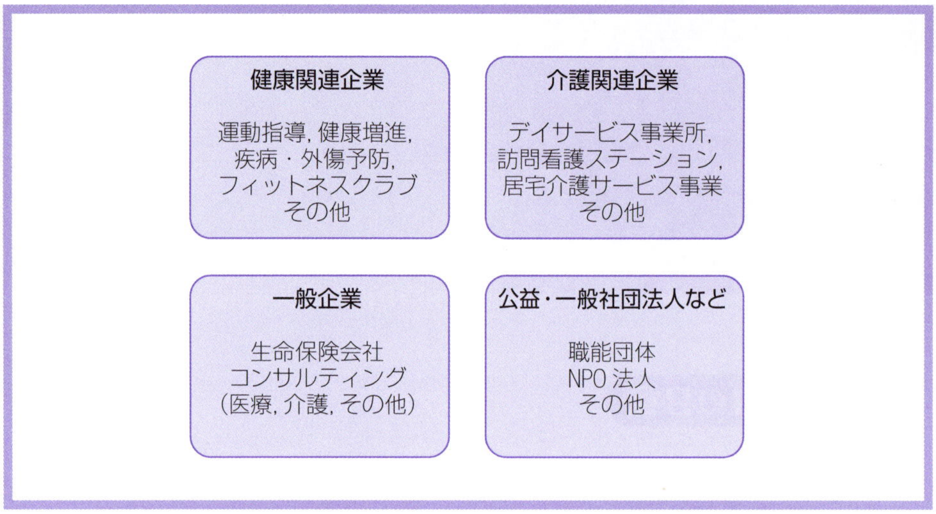

122　第6章　職域の拡大

図6-1. 理学療法士に関連する企業，法人

▶新たに事業を手がけることを起業といい，会社の設立は会社法によって規定される．

医療法人は儲けてはいけない？

　医療法人は私的企業の非営利団体（利益を分配しない団体）であるが，自主的にその運営基盤の強化を図らねばならない．

　そのため，事業計画の実行に必要な資金や最新の機器への投資，職員の給与支給が可能なだけの利益を確保することが必要であるので，一定の利益を出せるような運営を目指さなければいけない．

B. 経営学（経営計画）・マーケティング

▶経営とは事業を営むこと，およびその仕組みであり，経営学はその組織の運営を研究する学問である．

▶事業は計画に基づいて営まれ，経営計画には中長期と年度単位のものがあり，各々の計画には明確な目標（数値）がある．

▶経営計画は，明確な企業ビジョンと理念，戦略に従って作成され，戦略と実際の行動計画の進捗が管理される（図6-2）．

▶ビジョンとは，将来の構想で，企業や部門が将来のある時点までにどのような発展をし，どのようになっているかを体現したものである．

▶理念とは，ビジョンを実現するための根本的な考え方のことで，ビジョンを達成するために経営，運営をどのような考え方で進めていくかを表したものである．

▶戦略とは，理念の実現のために実行すべきシナリオで，目的や考え方をもとに，何をどのように実行すればよいかを示したものである．

▶戦略を実際に行動に移していく際の手段，方法，オペレーションを戦術という．

●PPM：product portfolio management

▶戦略立案の代表的な方法としては，事業ポートフォリオマネジメント（PPM）とクロスSWOT分析（p.28 参照）がある．

▶事業ポートフォリオマネジメントでは，事業を市場成長率と市場におけるシェアによってプロットし，その2軸から導き出される状況に応じた投資，経営資源の分配が

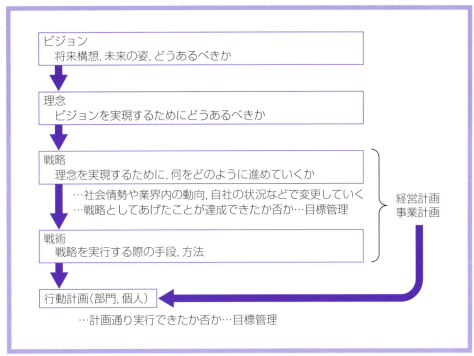

図6-2. ビジョン, 理念, 戦略

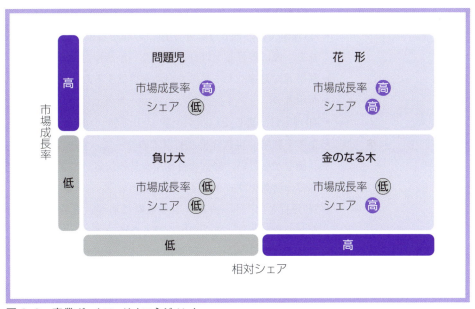

図6-3. 事業ポートフォリオマネジメント
花形‥‥‥‥‥継続して投資し, シェア拡大を目指す.
問題児‥‥‥‥市場シェアを高めて, 花形を目指す.
金のなる木‥‥稼げるだけ稼いで, 利益を他の事業へ分配する.
負け犬‥‥‥‥早期の撤退を検討する.

行われる(図6-3).

●KPI：key performance indicator

▶ 目標の達成度合いを測るための補助的なものとして, 重要業績評価指標(KPI)がある.
▶ 理学療法士が関連する企業では, 売り上げ以外に人材育成や提供しているサービスの質, 利用者満足など, 数値での管理が難しい目標があるが, KPIはこのように定量化

124 第6章 職域の拡大

表6-1. 利用者視点の4C理論

Customer Solution	利用者ニーズ，新たな価値，感動など
Customer Cost	利用者コスト（購入コスト，時間コストなど）
Convenience	利便性（時間，手間，24時間対応など）
Communication	コミュニケーション（納得，口コミ，発信）

表6-2. 企業視点の4P理論

Product	製品，サービス，品質，デザイン，ブランドなど
Price	価格，割引価格，仕入価格，支払条件，卸価格など
Place	販路，品揃え，業態，提供場所，在庫，立地など
Promotion	広告宣伝，SNS，販促活動，ダイレクトメールなど

表6-3. 3C分析

Customer	利用者ニーズの変化，市場の動向
Competitor	競合他社の「Customer」変化への対応，戦略
Company	上記二つのCを踏まえた自社の成功要因

が困難なものを可及的定量的に評価するために設定される.

► **マーケティング**とは，利用者価値を生み出す技術で，人々のニーズやわれわれが何を提供すべきかを探ることである．また，利用者の価値創造のための仕組みやプロセスのことも指す.

► マーケティング戦略の具現化と成功のために用いられる要因（要素）を**マーケティング・ミックス**という.

► マーケティング・ミックスは，利用者視点の4Cと企業視点の4Pの二つの因子で構成される.

► 4C理論では，**表6-1**に示す四つの利用者視点に立って，自社のサービスや商品のあり方，何に着目しなければならないかを検討する.

► 利用者にあったサービスや商品を提供するためには，利用者を知ることが必要である.

► 利用者のニーズを捉えるためにマーケティングリサーチ（市場調査）が実施される.

► 4P理論は，**表6-2**に示す企業（売り手側）の四つの視点である.

► 企業や戦略の現状分析と利用者のニーズ，マーケットの志向を踏まえ，戦略の策定，評価などを行い，経営の目標や方針の決定，事業計画（経営計画）の立案に寄与するすべての活動をマーケティング戦略という.

► 3C分析とは，マーケティング戦略に基づいて，外部環境や競合他社，市場の成長率などの状況から，成功要因を導くためのプロセスである.

► 3C分析では，customer（利用者），competitor（競合他社），company（自社）の関係性について，**表6-3**に示す要因から明らかにする.

AIDMAの法則とAISASモデル

　購買に関する消費者の心理プロセスは古くから研究されており，AIDMAの法則として知られている．消費者はモノ（サービス）に注意attentionを引かれ，関心interestを持ち，買いたいという欲求desireを記憶memoryして，実際に購買行動actionをとるというものである.

　インターネットが普及し，SNSなどのツールが発展した近年では，特にWeb上での購買行動として，注意attentionと関心interestを持った消費者は，検索searchをし，実際に購買行動actionをとった後は感想をSNSなどで共有shareするAISASモデルが提唱されている.

C. 法的根拠と制限

1 診療の補助としての理学療法

▶ 理学療法士は，理学療法士及び作業療法士法に「厚生労働大臣の免許を受けて，理学療法士の名称を用いて，医師の指示の下に理学療法を行なうことを業とする者」と規定されている（第2条第3項）．

▶ 同様に第15条第1項では，「保健師助産師看護師法 第三十一条第一項及び第三十二条の規定にかかわらず，診療の補助として理学療法を行なうことを業とすることができる」とされている．

> **保健師助産師看護師法 第三十一条第一項及び第三十二条**
>
> 看護師でない者は，傷病者若しくはじょく婦に対する療養上の世話又は診療の補助）をしてはならない．准看護師でない者は，傷病者若しくはじょく婦に対する療養上の世話又は診療の補助をしてはならない．

▶ 理学療法は**診療の補助**であり，看護師または准看護師でない者は診療の補助をしてはならないという規定にかかわらず，理学療法士はそれを業とすることができる．

▶ したがって，理学療法士が行う理学療法は「診療の補助」であり，医師の指示を必ず必要とするものである．

2 予防に関する法的根拠

▶ 2013年の厚生労働省医政局医事課長通知（医政医発1127第3号）で，介護予防事業などで行う転倒防止の指導などの業務は，診療の補助（理学療法）に該当しない業務に位置付けられた．

▶ これは，理学療法（診療の補助）でない業務に理学療法士という名称を用いて従事しても問題がないというものである（p.102 参照）．

▶ 理学療法（診療の補助）の中に介護予防事業などにおける転倒防止の指導などが含まれたのではなく，理学療法士の業務として，診療の補助である理学療法に加えて，転倒防止などの業務が加わったものと解釈できる．

> **厚生労働省医政局医事課長通知（医政医発1127第3号）**
>
> 理学療法士が，介護予防事業などにおいて，身体に障害のない者に対して，転倒防止の指導などの診療の補助に該当しない範囲の業務を行うことがあるが，このように理学療法以外の業務を行うときであっても，「理学療法士」という名称を使用することは何ら問題ないこと．
>
> また，このような診療の補助に該当しない範囲の業務を行うときは，医師の指示は不要であること．

▶ 「**予防理学療法**」は診療の補助である「理学療法」により予防医学に貢献するのではなく，理学療法士が有する専門的知識と技能を用いて，介護予防や疾病予防，外傷予防，

認知機能低下予防などに貢献するものである.

► 予防とはいえ,対象者は様々なリスクを有していることが多いため,実際の業務においては医師との連携は不可欠である.

► 厚生労働省医政局医事課長通知(医政医発1127第3号)を根拠に,予防という名のもとに理学療法士があたかも開業できるようになったかのような誤った見解が見受けられる.

► 開業権とは,医療法に基づき,「医師または歯科医師が,公衆又は特定多数人のため医業または歯科医業を行う場所として病院または診療所を,助産師が公衆または特定多数人のためその業務を行う場所として助産所を開設する」ことをいう.

► 理学療法は診療(医行為)の補助であるため,医行為の主体者である医師の存在なしに,理学療法士が理学療法を行う場所を開設することはできない.

► 理学療法士が脳卒中後遺症の方や運動器の不調の方などに対して,医療保険や介護保険を利用せずに理学療法(診療の補助)を実施することは違反行為となる.

3 事業における広告の制限

► 事業を宣伝(広報)する際には,理学療法士及び作業療法士法,医療法,不当景品類及び不当表示防止法を始めとした関係法令,関連通達,医療広告ガイドラインなどの規定を遵守しなければならない.

► 医療法施行規則では,比較広告,誇大広告,客観的事実でないもの,公序良俗に反するものを禁止している.

> **理学療法士による広告(広報)時の留意点**
>
> 次のような表現は,根拠に乏しいなどの理由で,虚偽広告,誇大広告に当てはまる.
>
> 「最新の」:根拠に乏しく,虚偽広告や誇大広告に該当するおそれがある.
>
> 「最高の,一番の」:最上級表現なので認められない.
>
> 「これまでの効果よりも」:比較広告であり認められない.
>
> 　　　　　　　「効果」も対象者によって本当に得られるか不明であり,不適切.
>
> 「治る」:あたかも誰もが同じ効果を得られるような表現は認められない.
>
> 　　医師法,理学療法士及び作業療法士法に抵触するおそれもある.
>
> 「治療」「理学療法」:医師法,理学療法士及び作業療法士法に抵触するおそれがある.
>
> ＊ 学術論文や学術発表,新聞記事は広告とは見なされないので,学術活動や社会貢献を通じて知名度を上げていくことが望ましい.

D. ウィメンズヘルス,産業理学療法,予防理学療法

1 ウィメンズヘルス

► 女性の社会進出が普通のこととして受け入れ始めている現在,女性特有の心身の問題

が社会的に話題になることも多い.

▶ ウィンメンズヘルスとは女性のライフサイクル全般に関する健康の総称であり,あらゆる年代の女性を対象とし,母性の健康,リプロダクティブヘルス/ライツreproductive health/rights,乳がん,更年期障害,うつ病などの疾患を含む概念である.

▶ 例えば,女性では月経,妊娠や出産,閉経というそれぞれのステージでの身体的変化の差異が大きく表出することが多くあり,勤労世代の女性も,こうした心身の問題が,仕事や家庭へ影響を与えることが懸念される.

▶ 男女かかわらず,晩婚化が進んでいるわが国において,社会で活躍する女性の出産前後の健康増進に理学療法士の視点も求められる時代を迎えている.

▶ 妊娠月数が進むにつれて腹部前方突出,腹筋群の伸長,骨盤の各接合部位の緩み,重心の後方偏位などが生じ,腰痛を引き起こすこととなる.

▶ また,体重増加のため骨盤底筋群の機能に支障をきたし,尿失禁の問題もある.出産前後の適切なケア(骨盤底筋群トレーニングなど)が重要となってくる.

▶ 母体保護の見地から産前産後休業(産休)が認められてはいるものの,社会で責任あるポジションで働く女性は産休前と変わらない職場でのパフォーマンスを求められるであろう.

▶ こうした出産前後の健康づくりに理学療法士の活躍が期待されるところである.

▶ 日本理学療法士学会においては2015年度にウィメンズヘルス・メンズヘルス理学療法部門が立ち上がり,啓蒙活動を開始している.当部門が掲げる領域は以下の通りである.

1. 産前産後の問題
2. 失禁の治療や予防
3. 骨盤底筋障害の予防と管理
4. 子宮がん,乳がんなど手術後のリンパ浮腫への治療
5. スポーツを実施する女性に対するマネジメント

(ウィメンズヘルス・メンズヘルス理学療法部門 ホームページより)

▶ 出産前後のかかわりに加え,がん,女性アスリートに対する理学療法など,ウィメンズヘルスの領域での理学療法士の役割は拡大しつつある.

●WHO : World Health Organization

リプロダクティブヘルス/ライツ(性と生殖に関する健康と権利)

1990年にWHO(世界保健機関)はリプロダクティブヘルスを「単に生殖の過程に病気や異常が存在しないだけでなく,生殖過程が身体的,精神的および社会的に完全な良好なwell-beingで遂行されること」と定義し,この概念は人々が希望する数の子どもを産み,性感染症のおそれなしに性的関係を持てることを意味する.その後,リプロダクティブヘルスは誰でも平等に生殖を享受でき,生殖過程を安全かつ良好に営む権利として1994年第3回国際人口開発会議(カイロ会議)にてリプロダクティブヘルス/ライツの概念が採決された.

> 骨盤底筋群トレーニング
> わが国では診療報酬の適用から外れており，理学療法としては一般的ではないが，欧米では腹圧性尿失禁を始めとするすべてのタイプの尿失禁の保存療法の第一選択としてのエビデンスが確立している．

2 産業理学療法

► わが国はかつて経験したことのない少子高齢化が加速しており，同時に15～64歳の生産年齢人口は1995年の8717万人をピークに下降線をたどり始め，2060年には4418万人まで大幅に減少することが見込まれている．

► 労働人口世代の減少は経済規模や労働市場の縮小につながる．個人の価値観も多様化，自然環境保全の運動も盛んに行われ，経済成長がすべてではないという議論もある反面，労働者が疾病で休業することは企業，ひいては経済へのマイナス要素となることから健康経営の考え方が浸透しつつある．

► 産業保健領域には産業医，衛生管理者，保健師に加え，管理栄養士，心理カウンセラー，健康運動指導士がその役割を担うとされている．この中で法的に必要とされているのは産業医と衛生管理者だけである．

► 米国，オーストラリア，ヨーロッパの一部においては主に運動器系の障害予防，改善に「産業理学療法士」が活躍しており，社会での地位が確立している．

► わが国においてもここ数年，産業保健領域で活躍する理学療法士も増えつつあるが，理学療法士という専門職がこの領域で何ができるのかについては産業界に十分に認知が進んでいない現状がある．

◉**VDT**：visual display terminals

► しかし，理学療法士がこれまで培ってきた技術，治療方法は多くの労働者の心身の問題に対応できるスキルと思われ，職業性腰痛，**VDT症候群**，メタボリックシンドローム，メンタルヘルスなどの予防に，理学療法士が積極的にかかわっていくことが必要である．

► 勤労者に対する「産業理学療法」の具体例は以下の通りである（表6-4）．

> 健康経営
> 従業員の健康保持・増進への取り組みが，将来的に収益性などを高める投資であるとの考えのもと，健康管理を経営的視点から考え，戦略的に実践することを指す．
> 株式会社日本政策投資銀行は，「従業員の健康増進を重視し，健康管理を経営課題として捉え，その実践を図ることで従業員の健康の維持・増進と会社の生産性向上を目指す経営手法」と定義している．

> VDT症候群
> VDTとはパーソナルコンピューターなどの機器の総称である．VDT作業において作業環境の不備，長時間の不良姿勢での作業による心身不調の訴えが問題となっている．眼精疲労，頸肩部痛，腰痛，不眠，抑うつなどを呈し，テクノストレス症候群とも呼ばれている．

表 6-4. 産業理学療法の具体例

主たる障害名	代表的な実践方法
腰痛予防 VDT症候群 メタボリックシンドローム	① 調査：勤労者，企業に対しての問診による調査 　障害の程度，ストレスの程度，作業方法，作業環境の聞き取りなど ② 体力評価：持久力，敏捷性，筋力，瞬発力，柔軟性，体幹機能評価など ③ 教育：予防知識の伝授，講習会，パンフレット作成配布など ④ 運動指導：集団および個人向けに就業中，自宅での運動指導．必要に応じて運動指導者の育成 ⑤ 職場巡視：作業方法・内容の人間工学的評価 　作業方法の無理，無駄の解消，環境と人とのマッチング 　作業姿勢評価ソフト（OWAS，NIOSH*など）の活用
その他	具体例（必要に応じて上記①～⑤を取り入れながら）
メンタルヘルス	個人および集団での運動指導 適切な運動はうつ病の発生を予防する効果がある
ウィメンズヘルス	骨盤底筋群トレーニング，有酸素運動の指導，重量物取り扱い制限，ノーリフトポリシー機器の導入など
労働者の高齢化対策	運動機能評価，労働耐久度の評価，加齢変化に合わせた環境設定など

* OWAS : ovako working posture analysing system
　NIOSH : national institute for occupational safety and health

3　予防理学療法

▶一般に「予防」からイメージできる理学療法の領域は「介護予防」が浮かぶであろう．

▶しかし，先述した産業保健の領域での理学療法士の可能性から分かるように予防の概念は大きく広がりを持ち始めている．日本理学療法士学会分科学会の一つ，日本予防理学療法学会の設立の趣旨にも以下のように示されている．

　「理学療法の目的を予防・治療・参加の三つに大別したとき，広く予防にかかわる理学療法を研究する．再発予防を基盤とし，二次予防，一次予防に範疇を広げる．すなわち健康増進，地域保健，母子保健，産業保健についても積極的である．あわせて，介護予防，地域包括ケアなど，家族や地域を含めた社会制度などに注目し，『参加』を帰結とした国民の福祉に貢献する」

（日本予防理学療法学会ホームページより）

▶予防の領域は多岐にわたる．一次予防として学校保健，産業保健，地域における高齢者の転倒予防や生活機能低下の予防，二次予防では特定健診による生活習慣病指導に代表される早期発見，早期治療の取り組み，そして三次予防では医療としての理学療法を提供した人に対する疾病の再発予防や活動性向上と社会参加の促進などがある．

▶「介護予防」は一つの予防領域にすぎず，予防理学療法の可能性は広がりつつある．

6-2. 職域拡大の現状と方向性

A. 病院(病床)の機能分化と理学療法士人員配置

1 職域の拡大と理学療法士の急増

► 疾病や障害の回復段階に応じて，急性期・回復期・維持期の医療サービスおよび介護サービスが多様に提供されており，それに対応する形で理学療法士の人員配置数も規定されている(表6-5)．

► 2006年度診療報酬改定では，疾患別のリハビリテーション料の導入や集団療法の廃止，急性期リハビリテーションの充実を図ることとなり，さらにその後は回復期リハビリテーションの充実，在宅リハビリテーションの拡大などへと変遷してきた．

► 二次障害の予防を含む集中的な理学療法によって早期の障害克服と在宅復帰を図り，地域包括ケアシステム(p.76 参照)によって住み慣れた地域での生活をサポートするという社会保障政策の方針に沿って理学療法士の職域は変化してきており，急速に進展する高齢社会からのニーズとして理学療法士の活躍する場と従事者数は拡大してきた．

表 6-5. 診療報酬，介護報酬算定にかかるリハビリテーション専門職の人員基準

区 分	基準Ⅰ	基準Ⅱ	基準Ⅲ
心大血管疾患	経験を有する専従の常勤理学療法士及び専従の常勤看護師が合わせて2名以上，又は専従の常勤理学療法士もしくは専従の常勤看護師のいずれかが2名以上	経験を有する専従の理学療法士又は看護師のいずれかが1名以上	
脳血管疾患など	以下のすべて ア，専従の常勤理学療法士5名以上 イ，専従の常勤作業療法士が3名以上 ウ，専従の常勤言語聴覚士が1名以上(行う場合) エ，ア〜ウまでの専従従事者が合わせて10名以上	以下のすべて ア，専従の常勤理学療法士1名以上 イ，専従の常勤作業療法士が1名以上 ウ，専従の常勤言語聴覚士が1名以上(行う場合) エ，アからウまでの専従の従事者が合わせて4名以上	専従の常勤理学療法士，常勤作業療法士又は常勤言語聴覚士のいずれか1名以上
廃用症候群	脳血管疾患等リハビリテーション科(Ⅰ)の施設基準 それぞれが廃用症候群リハビリテーション科(Ⅰ)の専任者又は専従者を兼ねる	脳血管疾患等リハビリテーション料(Ⅱ)の施設基準 それぞれが廃用症候群リハビリテーション料(Ⅱ)の専任者又は専従者を兼ねる	脳血管疾患等リハビリテーション料(Ⅲ)の施設基準 それぞれが廃用症候群リハビリテーション料(Ⅲ)の専任者又は専従者を兼ねる
運動器	専従の常勤理学療法士又は専従の常勤作業療法士が合わせて4名以上	次のア〜ウのいずれかを満たすこと ア，専従の常勤理学療法士2名以上 イ，専従の常勤作業療法士2名以上 ウ，専従の常勤理学療法士及び作業療法士が合わせて2名以上	専従の常勤理学療法士又は常勤作業療法士がいずれか1名以上
呼吸器	経験を有する専従の常勤理学療法士1名を含む常勤理学療法士又は常勤作業療法士が合わせて2名以上	経験を有する専従の常勤理学療法士又は常勤作業療法士が1名以上	

難病患者	専従の理学療法士又は作業療法士が1名以上かつ，看護師1名以上		
障害児(者)	専従の常勤理学療法士又は常勤作業療法士が合わせて2名以上，もしくは専従の常勤理学療法士又は常勤作業療法士のいずれか1名以上及び経験を有する専従の常勤看護師1名以上が合わせて2名以上		
がん患者	厚生労働省委託事業，その他関係団体が主催する「がんのリハビリテーション研修」を修了した専従の常勤理学療法士，常勤作業療法士又は常勤言語聴覚士が2名以上		
リンパ浮腫 複合的治療料	①②を満たす専任の常勤理学療法士又は常勤作業療法士，常勤看護師が1名以上 ①資格取得後2年以上②リンパ浮腫複合的治療についての適切な研修(座学33時間以上，実習67時間以上，修了試験)を修了		
ADL維持向上等 体制加算	専従の常勤理学療法士，常勤作業療法士又は常勤言語聴覚士が2名以上，又は専従の常勤理学療法士，常勤作業療法士又は常勤言語聴覚士が1名かつ専任の常勤理学療法士，常勤作業療法士又は常勤言語聴覚士が1名以上		
回復期リハビリ テーション病棟	専従の常勤理学療法士3名以上，常勤作業療法士2名以上，常勤言語聴覚士1名以上	専従の常勤理学療法士2名以上及び常勤作業療法士1名以上	同左
地域包括ケア病棟	専従の常勤理学療法士，常勤作業療法士又は常勤言語聴覚士のいずれかが1名以上		
訪問リハビリ テーション	1. 病院，診療所，介護老人保健施設の場合 理学療法士，作業療法士又は言語聴覚士が適当数 2. 訪問看護ステーションの場合(訪問看護による訪問) 必要に応じて理学療法士，作業療法士又は言語聴覚士が適当数		
介護老人保健施設	入所100人あたり，理学療法士，作業療法士又は言語聴覚士が常勤換算で1名以上		
通所リハビリ テーション	1. 病院の場合 理学療法士，作業療法士又は言語聴覚士が，利用者100人又はその端数を増すごとに1名以上 2. 診療所の場合 理学療法士，作業療法士又は言語聴覚士，経験を有する看護師が常勤換算で0.1名以上		
通所介護	機能訓練指導員(理学療法士，作業療法士，言語聴覚士，看護職員，柔道整復師，あん摩マッサージ指圧師)が1名以上		

＊経験を有する：各々の算定に拘る区分別の経験を有する.
＊常勤換算：常勤数＋{非常勤勤務時間合計÷常勤勤務時間(就業規則に則る)}

2　病院(病床)の機能分化と在宅復帰の促進

▶ 全国的な必要数を上回る病床数，諸外国に比べて長い平均在院日数や1床あたりの医療従事者数が少ないなど，広く薄い医療提供体制が問題視されてきた.

▶ 超高齢化と増え続ける医療費の抑制を背景として，2014年度診療報酬改定では「医療から介護へ」・「施設から在宅へ」のシフトを促し地域包括ケアシステムによるサポートを推進することを意図して医療機関の機能分化および強化と連携，在宅医療の充実などが打ち出された.

▶ 具体的には，医療機関は高度急性期・急性期病床，地域包括ケア病棟など地域に密着した病床，長期療養病床，有床診療所に区分され，それぞれの役割を発揮するとともに連携体制を図るよう示された(図6-4).

▶ さらに，患者の状態に適した医療機関での医療サービスを受けるとともに，在宅復帰率(表6-6)と退院先を明確にしてすべての医療機関が在宅復帰へ向けた医療提供を行うことが明確にされ，病院(病床)の機能が明確となった.

▶ 回復期リハビリテーション病棟などの地域密着型病棟では理学療法士などの人員配置を強化してサービスを強化する必要があり，新設された地域包括ケア病棟では急変した在宅患者や救急患者を受け入れ，入院60日間(最大)に在宅復帰を図らねばならず，集中的で効果的な理学療法などの医療を提供しなければならないこととなる.

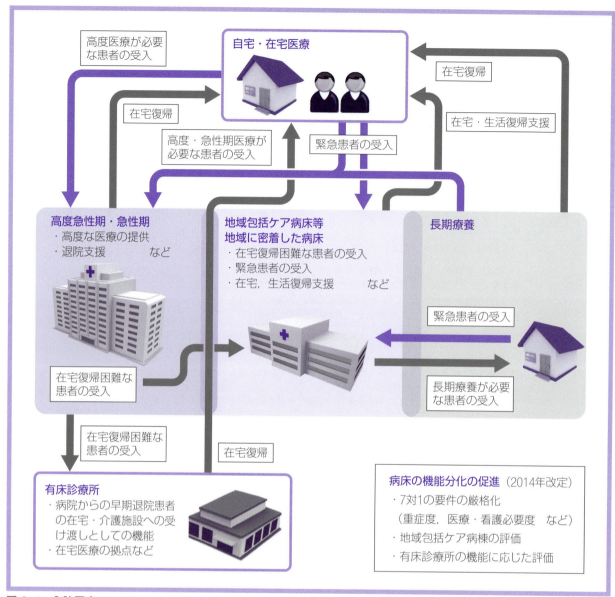

図6-4. 入院医療について
[厚生労働省保険局医療課:平成26年度診療報酬改定の概要〈http://www.mhlw.go.jp/file/06-Seisakujouhou-12400000-Hokenkyoku/0000039891.pdf〉(2018年8月閲覧)より作成]

表6-6. 入院区分別の在宅復帰率と退院先

入院区分	在宅復帰率	退院先
7対1	75%	自宅,回復期病棟,地域包括ケア病棟,療養病床1*,居住系介護施設,老人保健施設*
地域包括ケア病棟1	70%	自宅,療養病床1*,居住系介護施設,老人保健施設*,療養病床*
回復期病棟1	70%	自宅,居住系介護施設
回復期病棟2	60%	
療養病床1	50%	

*一部制限あり
居住系介護施設:特別養護老人ホーム,養護老人ホーム,有料老人ホーム,認知症高齢者グループホーム,ケアハウス,サービス付き高齢者向け住宅,小規模多機能居宅介護など.

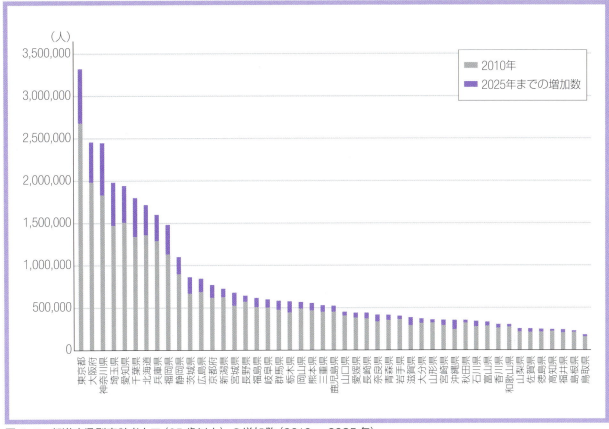

図6-5. 都道府県別高齢者人口（65歳以上）の増加数（2010～2025年）
[国立社会保障・人口問題研究所：日本の地域別将来推計人口(2013年3月推計)より作成]

● **ADL**：activities of daily living

▶ 療養病床などの在宅復帰率の向上が困難な医療機関やこれまで在宅復帰にしっかりと取り組んでいなかった医療機関は，ともすれば経営に行き詰ることになりかねないことから非常に厳しい状況におかれている．理学療法士などの人材をさらに確保するなど体制を整備して地域密着型病床へ移行するか，介護老人保健施設など介護保険領域への転換を求められることとなる．

▶ 病院(病床)の機能分化によって理学療法士などリハビリテーション専門職の人員配置数は強化され，理学療法士には在宅復帰への役割や期待がさらに高まっている．確実な二次障害の防止を含めたADLの維持・向上および在宅復帰を重視した理学療法がより求められており，移動能力の向上という理学療法士の職能を国民に保証し得るよう努めねばならない．

3 地域医療構想

▶ 2025年には団塊の世代が75歳(後期高齢者)となり医療・介護の需要が最大となることに加え，高齢者人口の増加には地域差が生じることが予測されている(図6-5)．

▶ その後は人口減少が生じることから，病床の機能分化および在宅復帰促進に加えて，病床のトータル削減と都道府県におけるニーズを踏まえた病床再編を図ろうとするのが地域医療構想である．

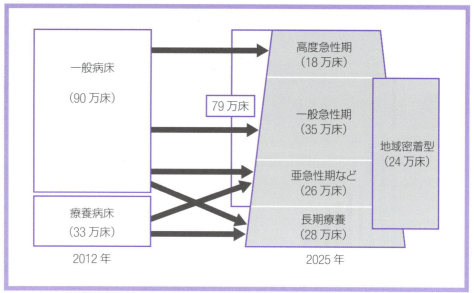

図6-6. 2025年に向けた病床再編

- 地域医療構想の主な意図は，高度急性期を担ってきた病床（主に7対1入院基本料を算定する病床）を削減して，地域の中核である急性期病床や回復期リハビリテーション病床などの地域密着型病床への転換を誘導すること，療養病床を削減するとともに都道府県での偏在を是正して在宅医療や介護保険施設への転換を促していることがあげられる（図6-6）．
- 2025年以降は病床削減とともに在宅や地域での医療・介護サービスの提供がさらに重要視されることとなるため，理学療法士の従事する場はさらに大きく在宅へシフトするものと思われる．このような社会保障政策の方向性を踏まえ，在宅や地域での理学療法への業務転換や関係する研修を受けるなど準備が求められる．

4　医療・介護政策と理学療法士の職域

- 今後の診療報酬改定や地域医療構想では理学療法士などリハビリテーション専門職による在宅復帰率の向上や在宅および地域での貢献が期待され，患者の身体機能や動作能力の改善に加え，自立した在宅生活能力の獲得や介護予防，家庭や地域および社会への参加，さらには医療費・介護給付費抑制への貢献が求められている．
- 医療保険から介護保険への移行に伴い，在宅や地域での理学療法を提供する訪問看護ステーションなどからの訪問理学療法や通所介護（デイケア）における理学療法の需要が拡大して，理学療法士の職域や雇用も医療から介護へシフトするものと考えられる．
- 生活自立度や介護予防に対する理学療法の介入方法や効果の検証は充分であるとは言い難く，理学療法士教育においても教育内容や時間の充実が必要であるとの指摘があり，この領域の研究や教育の充実が望まれるところである．

B. 理学療法士の起業と職域拡大

1 開業権

► 「理学療法士の開業権」とは，対象者に提供した理学療法の対価を，自ら医療保険もしくは介護保険へ請求し得る権利を指す．すなわち，開業権の有無とは保険請求権の有無である．

► 保険請求権を有するのは医師，歯科医師，薬剤師，柔道整復師，助産師，看護師の6職種であり，理学療法士には認められていない．

► 業務の重要性や必要性，倫理やコンプライアンスなどの社会的コンセンサスに加えて，社会保障財源を新たにシェアすることとなるため，現有職種との合意形成が必要となるなど政治的なコンセンサスも必要であり，現時点でこれを獲得することは極めて難しい状況にある．

2 理学療法士の起業と提供されるサービス

► 今後の急性期医療の縮小や回復期医療の短縮，在宅医療の拡充を考えた場合，病院や診療所，老人保健施設の行う訪問リハビリテーション，訪問看護ステーション事業所，通所介護事業所，予防サービスを提供するフィットネス事業などへと就労が移行していくことが想定され，介護保険領域の就労者が日本理学療法士協会会員数の50%以上になるとの推測もなされている．

► 理学療法士の専門性を活用して会社組織を起業する動きが広がりつつあり，通所介護や訪問看護ステーションなどの介護保険サービスを中心に様々な事業が展開されつつある（表6-7）．

► これら事業における理学療法士の業務で注意すべきは，通所介護事業所では機能訓練指導員*としての業務，訪問看護ステーションでは訪問看護としての業務であり，理学療法士が行う業務でありながら理学療法を提供して保険による報酬を得るということにはなっていない．

●機能訓練指導員：介護保険において利用者の日常生活に必要な機能を訓練する人を指し，理学療法士，作業療法士，言語聴覚士，看護師，柔道整復師，あん摩マッサージ師圧師の資格を有する者が該当する．

► 地域包括システムが2025年に向けて確立されていく中で，中学校区レベルでの医療，介護，生活支援・介護予防が連携して提供されることにおいて，理学療法士による起業は大きな可能性を秘めている．

► 健康増進や介護予防，動作や生活への指導や助言，予後予測やリスクを考慮した介護支援専門員へのケアプラン作成支援，自立につながる介護福祉士への介護方法支援，産業保健や学校保健における予防サービス，健康増進や腰痛予防などのフィットネスなど理学療法士の専門性を発揮し得る起業者のサービス提供拡大が見込まれる（表6-8）．

表 6-7. 理学療法士が起業している事業所で提供している
サービス (例)

分野	提供するサービス内容
通所系 サービス	通所介護(認知症対応型を含む) 短期入所生活介護
訪問系 サービス	訪問看護(訪問リハビリテーション) 訪問介護
住居系 サービス	グループホーム サービス付き高齢者住宅 介護付き有料老人ホーム
その他	居宅介護支援 介護予防(フィットネス) 福祉用具貸与 コンサルタント(医療福祉施設や行政施策など) 健康関連商品販売(インソールなど) 研修会の企画運営

表 6-8. 理学療法士による起業が拡大すると見込まれる分
野とサービス

分野	サービス内容
介護保険関連	通所介護サービス 訪問理学療法(訪問看護として)
行政関連	地域ケア会議 総合事業
産業保健関連	腰痛や外傷などの予防
学校保健関連	体力測定と評価 体格測定と評価(変形などへの対応) 体育授業での外傷予防
フィットネス (予防含む)	健康増進のための運動指導 腰痛や肩こりなどの予防 障害悪化の防止

3 起業の効果と留意点

► 人口減少に伴う労働力不足が指摘されており,年齢に関係なく意欲と能力のある高齢者が働くことができる社会を目指すべく,高齢者雇用促進を促す改正高齢者雇用安定法が2013年4月に施行された.

► 高齢者を雇用する企業は,働く意思や意欲とともに就労に支障のない健康状態を重視しているほか,健康の維持・管理を強く期待している傾向にある.

► 起業によって理学療法士が提供し得るサービスが在宅のみならず産業分野へも波及することは,国民の健康で自立した生活の向上に加え,経済活動や雇用の促進など社会全体へ効果を及ぼすものと期待される.

► 起業にあたっては,人事や人材教育,資金調達や経理,運営マネジメント,コンプライアンス(法令順守)など多岐にわたる管理能力が求められる.また,利用者の要望に応え,その価値を認められなければならないため,サービスの質を高め続ける経営努力が求められる.

► 理学療法士はこれまで病院などの医療施設において国民の自立生活を支えてきたが,企業経営という新たな知識やスキルを身に付けた起業者が地域や生活を支えて国民生活と社会が発展する力となることは,理学療法士の価値を高め,新たな職域を創造する原動力になりうる.

C. 女性活躍への期待

1 女性活躍政策と現状の課題

► 少子高齢化の進展に伴って将来の深刻な労働者不足が想定される社会の到来に備え,女性の有する能力の活用を促進することを目的として,男女雇用機会均等法,育児介護休業法,男女共同参画推進法などが制定されてきた.

► これまでの議論では,「仕事と家庭の両立」および「雇用における男女の均等化」を両輪

として重要視している．女性の安定的な就労継続に加えて能力開発とキャリアアップを同時に進め，先進国で最低水準といわれている女性管理職の増加を図り，女性エンパワーメント*を推進して女性の視点や能力を活かした社会を形成することが重要であるということとなる．

● **女性エンパワーメント**：女性が企業などの意思決定過程へ参加することなどによって自ら発展や改革に必要な力を付けることで，国連や日本政府などが推進している．

▶ 女性が働きながら子どもを養育することが難しい原因の一つに，出産適齢期と企業人としてのキャリアの成長期が重なることがあげられる．女性の第一子平均出産年齢は平均30.7歳（2015年）でおおよそ入職8〜9年目にあたり，業務や組織に精通して後輩の指導を任されるなど責任も増加する時期となる．

▶ マネジメントのスキルを身に付けるとともに職務内容の幅を広げ，仕事へのやりがいや自身への評価につながる時期に，子育てとの両立に悩む女性は多いとも思われる．夫の協力と理解は最も大切とされており，家事・育児の分担のみならず，心理的なサポートなど孤立感を軽減することが必要である．

2 理学療法における女性活躍の意義

▶ 日本理学療法士協会会員に占める女性会員は45,496名（39.3％，2018年3月時点）で，うち21〜35歳の者が66.9％を占め，自身のキャリアアップと家庭，育児の両方に直面している者が多いと考えられ，仕事と家庭の両立を希望する高い意欲を持つ者が，継続して就労できる環境や職域を整備する努力が望まれる．

▶ 近年，ウィメンズヘルス分野の理学療法が注目され，学術研究の進展とともに医療保険の適応となることが望まれ，女性理学療法士の積極的なかかわりが期待されている（p.126 参照）．

▶ 生活を踏まえた理学療法を提供するにあたり，国民の51.3％が女性であることから女性理学療法士の視点が重要であることは言うまでもない．そして，在宅や地域における医療および介護が主軸となることから，女性理学療法士の在宅サービスでの活躍がさらに求められていく．

D. 職域拡大に向けた戦略

▶ 政策や制度によって理学療法士の職域や人員配置，さらには報酬単価が変化して，身分（地位，社会的評価）や待遇（給与，手当）も影響を受けることとなる．

▶ 職域拡大の意義は，理学療法士の専門性を持って社会の課題を解決して国民生活をよりよくすること，理学療法士の雇用を増やして生活を守ることである．

▶ 今後の社会保障政策は在宅での医療・介護・福祉，高齢者をはじめとする国民の健康増進と地域の活性化，勤労者の健康保持・増進，女性活躍と少子化対策などが主体となっていくが，新たに目指すべき職務内容を明確な目標として掲げ，そのための調査・研究を促すとともに人材育成を充実させ，サービスを提供し得る理学療法士の質と量を確保することが求められる．

▶ 新たな職域における立場や報酬が制度として確立しなければ，雇用の拡大に結び付けるのは困難である．制度化の実現は，関係する省庁や国会議員および政党の理解と同意が不可欠である．

138　第6章　職域の拡大

► 各種団体はこれらへのロビー活動を行ったり，友好な関係を構築する活動を行っている．理学療法士の要望などを理解して協力する議員が多いほど政治的パワーとなる．

► 社会情勢や社会保障政策は時代とともに変化しており，これに対応して理学療法士の職域も変化をしていかねばならない．

► よりよい社会を創造するための職域を理学療法士自身が考え，実現を目指していくことが望ましい．

► そのためにも調査研究に基づく政策立案，人材育成とマンパワーの提供，内閣や省庁への要望と陳情，議員や官僚へのロビー活動と理学療法士の要望を代弁する議員の擁立が一体的に行われることが重要となる．

学習到達度自己評価問題

■ 利用者視点の4Cについて，以下の対象者ごとに対比的に抽出して，違いを考察しなさい．
1) 急性期病棟入院患者
2) 通所介護（デイサービス）利用者
3) 外来理学療法患者

■ 理学療法関連企業のWeb検索を実施し，任意のホームページの掲載内容に関するコンプライアンス（法令遵守）について考察しなさい．

■ 少子高齢社会が経済成長にどのような影響を与えるのか，整理して理解しなさい．

■ 女性が働きやすい労働環境を整えるにあたり，どんな視点が求められるか整理して理解しなさい．

■ 工場生産労働者の腰痛対策として産業理学療法の観点でどのような実践が必要とされるか具体例をあげてみなさい．

■ 病床機能の分化に伴い理学療法士が果たすべき役割は何か，説明しなさい．

■ 地域医療構想とは何か，説明しなさい．

■ 理学療法士の起業の効果と課題は何か，説明しなさい．

■ 女性理学療法士の活躍が持つ意義は何か，説明しなさい．

7 理学療法士の未来像

学習の目標

▶ 社会保障の現状と今後の行方，理学療法士に求められる役割を理解する.

▶ 医療政策，および介護政策の現状，重点的に理学療法士が取り組むべき事項を理解する.

▶ 報酬改定の経緯と改定が意味する目的を理解する.

▶ 最新の改定内容を理解して理学療法士が実践すべき事項を理解する.

▶ わが国における理学療法士の養成実態を知る.

▶ 「病院から地域へ」といわれる意味を理解し，今後の方向性を考えられるようになる.

▶ わが国の社会情勢および政策決定過程を理解し，理学療法士としての政策課題を理解する.

▶ 理学療法士の需要と供給について考えることができる.

▶ 理学療法士における就労環境などについて理解する.

▶ 理学療法士の養成教育について理解する.

▶▶▶ 7-1. 取り巻く社会情勢に適合した理学療法士へ

A. 理学療法士としての社会活動：社会保障の方向性と理学療法のあり方

1 社会および財政的背景と理学療法のあり方

▶ 世界に類をみない少子高齢社会であるわが国の社会保障は，財源不足という問題に直面しており，2017年度の社会保障給付費は約120兆円（予算ベース）が見込まれるなど急速な伸びを示している（図4-11 参照）.

▶ 少子化，および就労人口の減少，経済の低迷による国家財政の歳出超過が継続する状況にあって，政府は社会保障給付費の伸びを圧縮する施策を進めている.

▶ 具体的には医療コスト削減，雇用保険の失業給付への国庫負担見直し，生活保護見直し，組合健保や共済への協力金要請，診療報酬および介護報酬の削減，定年後の継続

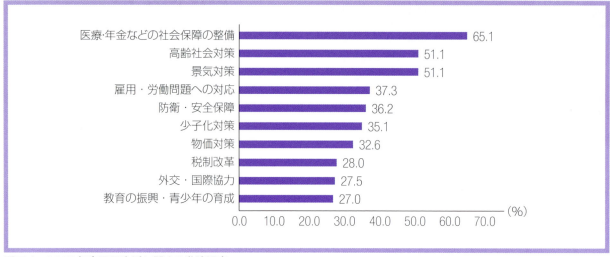

図7-1. 2017年度国民生活に関する世論調査
[内閣府政府広報室:「国民生活に関する世論調査」(平成29年8月),政府に対する要望,上位10項目より作成]

表7-1. 年齢階級,医科診療−歯科診療−薬局調剤別にみた 国民医療費・構成割合・人口1人あたり国民医療費

年齢階級	総数(億円)	人口1人あたり国民医療費(千円)	医科診療医療費(再掲) 総数(億円)	入院(億円)	入院外(億円)	歯科診療医療費(再掲)(億円)	薬局調剤医療費(再掲)(億円)
総　　数	423,644	333.3	300,461	155,752	144,709	28,294	79,831
65歳未満	172,368	184.9	116,644	50,211	66,431	17,231	33,090
0〜14歳	25,327	158.8	17,618	6,495	11,123	2,263	4,879
15〜44歳	53,231	120.1	34,587	14,152	20,434	7,039	9,981
45〜64歳	93,810	284.8	64,438	29,564	34,874	7,929	18,230
65歳以上	251,276	741.9	183,818	105,539	78,278	11,064	46,741
70歳以上(再掲)	202,512	840.0	149,016	88,178	60,837	8,044	37,425
75歳以上(再掲)	151,629	929.0	112,676	69,613	43,062	5,253	27,306

[厚生労働省:平成27年度 国民医療費の概況〈https://www.mhlw.go.jp/toukei/saikin/hw/k-iryohi/15/dl/data.pdf〉(2018年8月閲覧)より作成]

雇用および高齢者の就労促進,年金開始時期の見直しなどが検討,実施されている.

▶ 社会保障給付は主に年金,医療,介護からなるが,年金の減額は高齢者の生活基盤に与える影響が大きいため容易に減額することが難しく,医療や介護の報酬を見直すことによる給付費抑制が行われる.

▶ 内閣府の行う国民生活に関する調査(政府に対する要望)では「医療・年金の充実」が最も高く,多くの国民が老後の生活に不安を抱いている(図7-1).

▶ 65歳以上の高齢者に要する1人あたりの国民医療費は65歳未満の約4倍と高く(表7-1),複数の疾病や障害,長期間にわたる治療などにより多くの医療費を要していることが窺え,約800万人いるとされる団塊の世代が後期高齢者となる2025年に向けてさらに増加することが見込まれる.

7-1. 取り巻く社会情勢に適合した理学療法士へ　　141

► このような社会保障情勢における理学療法は,「生活場面を中心とした高齢者の移動・生活能力の向上」「疾病や障害を有した生活不安の軽減」「健康増進および疾病や介護の予防」「高齢者を含む就労継続の促進」などを目的としたものへシフトしていく必要がある.

2　医療および介護の政策と理学療法のあり方

► 2025年に向けた今後の医療, および介護の提供体制は,「医療機能の分化と連携の推進」「地域包括ケア体制の整備」をキーワードとして一体的に改革される.

► 医療機能の分化と連携の推進では県単位での医療計画として病床数が見直され, 全国合計で約40万床の病床削減を, 効率的な入院医療サービスとして地域の実態に応じた病床機能の再編が行われ, 急性期および慢性期(療養)病床の削減, 回復期病床(地域包括ケア病床)および在宅医療の増加が進むことが予想される(図7-2).

► 地域包括ケア体制の整備では市区町村単位で行われる介護保険事業計画を見直し, 質の高い効率的な介護の提供体制を整備することとしており, 住み慣れた地域での切れ目ないサービス提供, 人材・**ICT・ロボット**の有効活用による業務の効率化, 介護保険制度の持続性維持を目的とした介護サービス提供量や報酬の見直しなどが行われる.

◉**ICT** : information and communication technology

► とりわけ理学療法については, 自立支援および重度化防止を図る質の高いものを目指すこととなる.

► これらを踏まえた理学療法は, 急性期病床では確実な二次障害の防止と早期離床を行い速やかに回復期病床や在宅サービスへの移行を目指すこと, 回復期病床では効果的かつ効率的に ADL を改善して在宅復帰を目指すこと, 地域包括ケア病床では二次障害(廃用症候群)の改善と在宅生活能力を向上させ, かつ在宅生活が継続されるよう定期的な評価とフォローを行うこと, 通所リハビリテーションや訪問リハビリテーションでは生活行為の向上や社会参加を図ること, 通所介護では生活機能の維持向上を図ることがこれまで以上に求められることとなる.

◉**ADL** : activities of daily living

3　政策に伴う職域の変化と理学療法士のあり方

► わが国における医療および介護は,「施設から在宅へ」をスローガンに, これまでの施設中心のサービス提供から在宅医療・在宅介護を中心としたサービス提供へ移行していく.

► 質の高い医療が提供できない急性期病床, 対象疾患患者数の確保が困難である場合やADL向上が不十分な回復期病床などは, 地域包括ケア病棟や療養病床, 介護医療院への移行を余儀なくされる.

► 理学療法士には実際の在宅生活に早期に適応させ得るよう日常生活活動の詳細な評価と効果検証, すなわち**PDCAサイクル**を繰り返すことによる効果的な理学療法の提供が求められることになる.

◉**PDCA** : plan do check act

► 医療計画の変化に伴って理学療法士の就労する場所が今後大きく変わりゆくことが推測される中, 多くの理学療法士が急性期病床や回復期病床に勤務する現在の実態を踏まえると, 今後予測される変化に対応し得る就労や職務能力の開発が求められ, 個々

- 今後も少子高齢化の進展が見込まれる中，患者の視点に立って，どの地域の患者も，その状態像に即した適切な医療を適切な場所で受けられることを目指すもの．このためには，医療機関の病床を医療ニーズの内容に応じて機能分化しながら，切れ目のない医療・介護を提供することにより，限られた医療資源を効率的に活用することが重要．
 （→「病院完結型」の医療から，地域全体で治し，支える「地域完結型」の医療への転換の一環）
- 地域住民の安心を確保しながら改革を円滑に進める観点から，今後，10年程度かけて，介護施設や高齢者住宅を含めた在宅医療などの医療・介護のネットワークの構築と併行して推進．
  - 地域医療介護総合確保基金を活用した取り組みなどを着実に進め，回復期の充実や医療・介護のネットワークの構築を行うとともに，
  - 慢性期の医療・介護ニーズに対応していくため，すべての方が，その状態に応じて，適切な場所で適切な医療・介護を受けられるよう，必要な検討を行うなど，国・地方が一体となって取り組むことが重要．

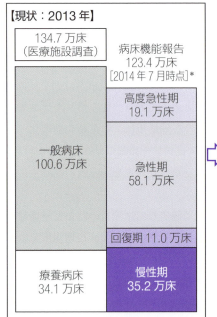
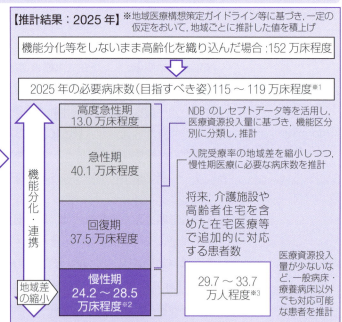

図7-2．2025年の医療機能別必要病床数の推計結果
[医療・介護情報の活用による改革の推進に関する専門調査会：医療・介護情報の活用による改革に関する専門調査会，第1次報告，別添1より作成]

の理学療法士がこのことを認識することに加えて，養成校や臨床においても変化に対応した教育を拡大する必要がある．

B. 報酬制度などの変遷からみた理学療法業務に求められるもの

1 報酬改定の経過と背景

▶ 医療および介護の報酬制度は，現在の社会情勢や将来予測に対応する形で改定されるものであり，診療報酬は2年おきに，介護報酬は3年おきに改定される．

7-1. 取り巻く社会情勢に適合した理学療法士へ　　143

▶個々の改定項目にどのような意図があるのか，改定の全体像からどのような医療および介護の提供体制へ移行させようとしているのかを判断することは，理学療法士の職域や職務内容，対象者の内容や目標設定，収益性を考慮する上で重要であり，将来の医療および介護の提供体制を想定した業務改善，スキルアップやスキルチェンジの予測的対応に活かすことができる.

▶過去の診療報酬改定をみると，早期介入に対する理学療法料や加算措置および1日あたりの算定単位数引上げによる早期離床と二次障害の予防，退院時指導料による円滑な自宅復帰，標準算定日数の設定による非効果的および非効率的な理学療法の抑制，回復期リハビリテーション病棟におけるADLの改善（FIM得点）に基づくアウトカム評価*の導入による成果型報酬の運用などが行われてきた.

●FIM：functional independence measure

●アウトカム評価：実績指数：短期間でADL能力をどの程度高めたかを表す指数.

▶過去の介護報酬の改定では，個別リハビリテーション実施加算による自立支援の推進，自立支援促進のための介護予防およびリハビリテーションの推進，地域包括ケアシステム推進のための医療介護連携の強化，老人保健施設の在宅復帰率を設定した報酬体系による在宅復帰の促進，社会参加支援加算による活動と参加に焦点をあてたリハビリテーションの推進，リハビリテーションマネジメント加算による多職種連携リハビリテーション会議の実施と情報共有，生活行為向上加算による居宅生活場面での具体的指導などが行われてきた.

▶これらの報酬改定を踏まえると，できる限り早期に施設から在宅へ移行させ，生活場面での指導を充実させることで自立した生活能力を獲得させ，社会参加を促すことを主な改定の目的としていることがうかがえる.　また，医師，看護師，作業療法士，介護支援専門員などとの多職種による連携によって，問題を共有化するとともに効果的かつ効率的な自立支援を推進しようとしていることもうかがえる.

2　最新の報酬改定とその意味

▶2018年に診療報酬および介護報酬の改定（同時改定）が示され，在宅復帰や自立支援を推進してきたこれまでの流れをさらに強化した内容となった（表7-2）.

▶急性期では特定集中治療室への理学療法士配置などで早期からの離床やADL維持改善などの強化を，回復期ではADLを高く改善できた病床をさらに評価して効果的なリハビリテーションの強化を行う一方で，算定日数上限を超えた医療機関でのリハビリテーションは介護保険によるリハビリテーションへ移行する期限が設けられた.

●退院支援カンファレンス：退院前に入院している病院側と移行する在宅側の医療者が共同で説明や指導を行い，文書で情報提供を行う.

▶退院支援カンファレンス*に理学療法士が加わり，さらに医療と介護で共用できるリハビリテーション実施計画書の利用をすすめることで，退院直後からの切れ目のない訪問リハビリテーションが提供されることを推進している.

▶医師は詳細な理学療法指示を行い，リハビリテーション会議へ参加（テレビ会議も可）してリハビリテーション全体を確実にマネジメントすることとなり，各職種が自立支援に向けた効果的な連携を行うことが求められることとなる.

▶今回の改定で最も大きな変更事項は，医療における診療実績データの提出，通所リハビリテーションや訪問リハビリテーションの介入と結果に関するデータの提出，通所介護におけるADL維持や改善のデータ提出に報酬加算，つまりアウトカム評価が行われたことである.

144　第7章　理学療法士の未来像

表 7-2. 2018 年度診療報酬および介護報酬の主な改定内容

報酬区分	病期などの区分と改定内容
診療報酬	**急性期** ◆特定集中治療室管理料などの見直し 　→早期離床・リハビリテーション加算(500点／日)の新設 ◆ADL維持向上体制加算のアウトカム指標 　→院内発生褥瘡を有する患者割合2.5%未満 **回復期** ◆回復期リハビリテーション病棟入院料に実績指数を組込み，リハビリテーション充実加算を廃止 　→実績指数が27から37に変更，実績指数を満たした場合にリハビリテーション専門職の病棟専従要件の緩和 ◆リハビリテーション実施計画又はリハビリテーション総合実施計画の作成に管理栄養士も参加 **生活期** ◆維持期・生活期の疾患別リハビリテーション料の算定可能期間は平成30年度末まで **連　携** ◆退院時共同指導料の評価対象職種(医師，看護師)に理学療法士を付加 ◆医療と介護の連携に資するリハビリテーション計画書の様式などの見直し(共通化) ◆診療実績データの提出への評価→電子化連携加算5点 **疾患別・施設基準** ◆疾患別リハビリテーション 算定日数上限の除外対象患者の追加 　→末梢神経損傷，外傷性の肩関節腱板損傷，回復期リハビリテーション病棟を退棟した3月以内の患者を追加 ◆疾患別リハビリテーションなどにかかる理学療法士などの常勤配置を緩和 　→週3日以上かつ週24時間以上勤務している複数の非常勤職員を組み合わせた常勤換算可能 ◆疾患別リハビリテーションと通所リハビリテーションを同時に提供する場合の施設基準(面積)の要件を緩和
介護報酬	**通所・訪問リハビリテーション** ◆医師の指示内容の明確化とリハビリテーションマネジメント加算のさらなる評価 　→医師はリハビリテーションの詳細な指示，リハビリテーション会議への出席(テレビ会議可) 　→通所・訪問リハビリテーションのデータによる質の評価システム(VISIT)へのデータ提供 ◆リハビリテーション実施計画書に医療介護の互換性を設定 　→介護保険リハビリテーションを開始しやすく ◆通所リハビリテーションの利用時間の細分化および4時間以上利用の基本報酬引き下げ **リハビリテーション提供施設や事業所の外部専門職との連携** ◆生活機能向上連携加算(訪問リハビリテーションもしくは通所リハビリテーションの事業所またはリハビリテーション実施の医療提供施設との連携)の新設 　→これら事業所や施設の理学療法士などリハビリテーション専門職や医師からの助言を受け，生活機能向上を目的とした計画作成 　→対象：訪問介護，通所介護・地域密着型通所介護，認知症対応型通所介護，短期入所生活介護，ほか **訪問看護** ◆訪問看護ステーションにおける理学療法士などによる訪問の単位の見直しおよび看護職員との連携 　→リハビリテーション専門職による訪問の算定単位縮減(302単位→296単位) 　→訪問看護の計画書および報告書に理学療法士などの提供内容を含め，看護職員と連携して作成 　→理学療法士などによる訪問が看護業務の一環として提供されることを利用者に説明し，同意を得る **通所介護** ◆一定期間内にADLの維持・改善の度合いが一定水準を超えた場合のアウトカム評価(ADL維持などの加算) 　→要介護度が中等度～重度の利用者を一定以上含み，かつ軽度の利用者が一定以下である対象者とする 　→barthel index(BI)を初回月と6ヵ月後に測定し，報告する **介護老人保健施設** ◆在宅復帰および在宅療養支援のさらなる推進(在宅強化型施設に対する報酬の評価) 　→在宅復帰・在宅療養支援など指標の導入(リハビリテーション専門職の配置・在宅復帰率・ベッド回転率・訪問指導などの強化) 　→リハビリテーションマネジメント，退所時指導，充実したリハビリテーション(週3回以上)

7-1. 取り巻く社会情勢に適合した理学療法士へ　145

▶ 各医療機関や事業所において効果的かつ効率的な理学療法が行われているか否か，PDCAにより随時効果検証を行って理学療法が見直され行われているか，適切な評価に基づく理学療法が行われているのかなどが判断される可能性がある．

▶ 全国で行われている理学療法が漫然と行われていたり，効果を上げられない理学療法が実施されていたりした場合，次回の報酬改定では基本報酬を減額されるか，報酬加算を取り消されるおそれがある．そして，これらは理学療法のみならず医療および介護の全領域で行われていく．

▶ 適切な評価に基づく根拠ある理学療法，職場などでのケースマネジメント力を高める取り組みが行われ，質の高い理学療法が均一的に提供されるよう努めていくことがこれからの理学療法士に求められている．

C. 関連医療専門職の養成と理学療法士教育のあり方

1 専門職とは

▶ 専門職とは①長期の訓練によって獲得された専門的技術の存在，②特別の責任感情と倫理綱領の存在，③結社の形成，④給与形態をとる固定報酬制の採用要件，を備えていることだとされる．

▶ 常に問われてきたものは，「量(数)」と「質」および，そのバランスであり，適正な供給量と品質だと言い換えることができる．

▶ しかし，この量と質はトレードオフ関係*にあり，決して予定調和的にバランスが取られるのではなく，ある関係者たちの戦略やロジックによって方向付けられ，極めて政治的関与が大きな側面である．

●トレードオフ(trade-off)とは，一方を追求すれば他方を犠牲にせざるを得ないという状態・関係のこと．

▶ 専門職養成の牽引役は，国家主導のフランス型，専門職団体主導の英国型，プロフェッショナルスクール(大学)主導の米国型とお国柄があるが，わが国では不透明な部分が多いのが実状である．

2 大きな転換期を迎えている医療専門職養成教育

▶ わが国における医療専門職養成教育は，大きな転換期にあるといえる．

▶ 制度面においては，専門職大学(大学院)の創設や養成プログラムの改編・改革で，プログラムそのものが長期化に向かう傾向がある．

▶ 教育面においては，モデル・コア・カリキュラムが示され，現場での専門的業務に関連し標準化された教育内容・方法およびその評価を課す動きがある(例，OSCE，CBT)．

●OSCE : objective structured clinical examination
●CBT : computer based testing

▶ これらの背景には，市場ニーズの把握と計画的な供給の必要性があるからで，粗製乱造への警鐘であると同時に国民目線の方針を強化した結果だと考えられる．

3 理学療法士数は適正なのか

▶ 医師の養成数は厚労省の医師需給見通しに基づいて全国の医学部・医科大学の入学定

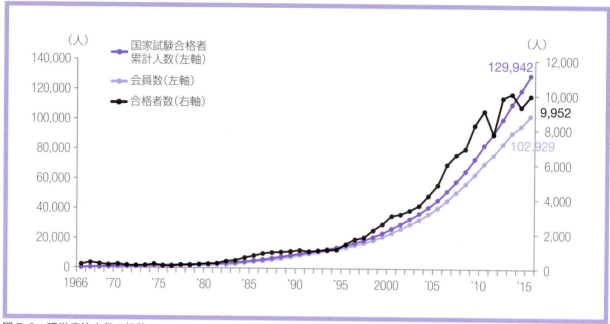

図7-3. 理学療法士数の推移

理学療法士数は，129,942名(2016年1月)となり，現在では年間約1万人増加している．また，日本理学療法士協会の会員数は，102,929名(2016年1月)となっている．
(日本理学療法士協会調べ2016年1月現在102,929人は，2016年1月1日時点での総会員数〈自宅・休会者含む〉．)
[厚生労働省：第1回理学療法士・作業療法士需給分科会，平成28年4月22日，資料5(修正)より引用]

- 員が閣議決定されており，<u>自由に新規開設はおろか定員増加も許されない</u>．
- しかし，<u>卒後臨床研修義務化</u>などを契機に勤務医不足や医師の地域的・診療科的偏在の深刻化から医師の需要が増大したため，2008年より定員の増加措置が繰り返された．
- 2017年に医学部の新設が認められたが，実に38年ぶりのことであった．

> 2016年に東日本大震災からの復興目的で，特例的に認められた東北薬科大に医学部が開設されている．

- このように医師の数については規制が設けられているが，理学療法士についてはまったく制限が設けられておらず，需給バランスを考えた上で急増が今後大きな問題となるであろう(図7-3)．

4 理学療法士の養成カリキュラムは適正なのか

- 2018年に実に19年ぶりに指定規則の改定(第4回目)が行われた．
- 第4回目の改定における重要事項は，<u>高齢化の進展に伴う医療需要の増大や，地域包括ケアシステムの構築</u>などにより，<u>理学療法士に求められる役割や知識などが変化したため</u>，教育内容の見直しや，臨床実習の充実などによる理学療法士の質の向上を求めることであった．

7-1. 取り巻く社会情勢に適合した理学療法士へ　　147

► しかし，現実的には生活期に立脚した理学療法サービスを展開できる科目構成になっているとは言い難く，20年近く放置されていた代償が大きかった印象である．

► まだ「先ずは病院から」という時代錯誤の認識を持つ教員も多く，これも時代遅れの科目構成による負の遺産である．

► 時代遅れの科目構成と教員では，学生を適切に生活期へ興味誘導することは不可能であり，理学療法士業界の未来を自ら閉ざすということに，私たち自身が気付いていないことが，最たる問題であろう．

5　理学療法士養成の単位数と養成期間

► 理学療法士養成課程の総単位数は指定規則の改定により2020年4月の入学生より101単位(現行93単位)に引き上げられる．

► 看護師は97単位，柔道整復師は2018年から85単位から99単位へと増加している．

► 養成期間でみれば医師は6年であり，4年の養成課程であった薬剤師も2006年から6年間へと延長している．

► 私たちを含め，これら以外の医療専門職のほとんどが3年以上であり養成時間に大きな差が存在している．

► 養成期間については，2018年の指定規則改定の議論にて，4年以上に見直すべきとの意見もあったが，見直しによる影響や，医療職全体のバランスなども踏まえた検討が必要と考えられる，との段階にとどまっている．

► 養成期間や単位数という「数値」だけが強調されるのではなく，今後われわれは，医療人としての倫理・教養，課題発見能力・問題解決能力，そして臨床実践能力を育成するためには，何がどれくらい必要なのかという真摯な議論が必要である．

D. 病院や施設から地域へ

1　医療を取り巻く社会構造の変化

► 理学療法士の起源は医療であることに疑問の余地はなく，疾病に治療的にかかわる理学療法(士)と障害を前提としたリハビリテーションという広義の概念の中での理学療法士の役割がある．

► かつての日本人の多くは自宅で亡くなることが多く，1951年の統計では自宅での死亡率が82.5%に及んでいたが，その後は徐々に減少し1975年には50%以下となり，2000年前後から10%台となり現在は12～13%といったところである(図7-4)．

► しかし急速な少子高齢化が進み，医療費の高騰が社会問題化することを背景に，地域社会全体でのサポートを目指す地域包括ケアシステムが構築されるにいたった．

► 地域包括ケアシステムが実働化すると，患者は病院から自宅へという流れが強調され，おそらく死亡場所の統計結果に顕著な変化が生じるであろう．

► この社会構造の抜本的変化は，医療そのもののみならずわれわれ理学療法士のフィールドを左右することになり，先に記したリハビリテーションという概念のもとでのリハビリテーション専門職という役割が求められるようになっている．

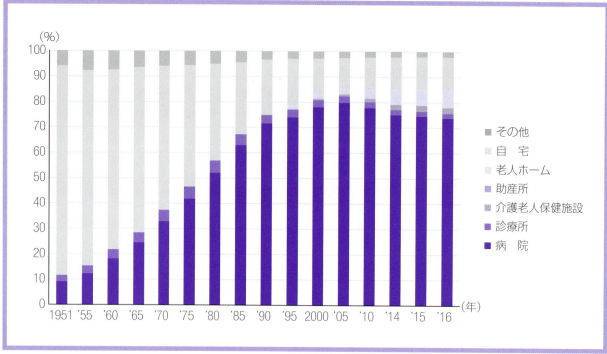

図7-4. 死亡の場所別にみた死亡割合の年次推移
[厚生労働省：平成28年(2016)人口動態統計(確定数)の概況〈http://www.mhlw.go.jp/toukei/saikin/hw/jinkou/kakutei16/index.html〉(2018年8月閲覧)より作成]

- ●パラダイムシフト para-digm shift：その時代や分野において当然のことと考えられていた認識や思想，社会全体の価値観などが革命的にもしくは劇的に変化すること．

- ●ICIDH：international classification of impairments disabilities and handicaps
- ●ICF：international classification of functional, disability and health

▶ 理学療法士のフィールドを左右する，すなわち病院勤務の理学療法士は今後に向け大幅に減少し，介護保険系施設や在宅ケアにかかわる事業体などで勤務をする理学療法士が増え，われわれの主戦場は地域(生活期リハビリテーション)に移っていくことを予測するのは難しくない．

▶ このような傾向は理学療法士に限ったことではなく，多くの医療専門職やその関連職種は，医療の範囲が急性期に限定されていく傾向の中で同じようなパラダイムシフト*が起こってくる．

2 理学療法士業務のパラダイムシフト

▶ 社会的背景の変動による理学療法士の働き方は大きく変わろうとしているので，われわれの考え方も同様に進歩しなければならない．

▶ 2001年に障害モデルの概念がICIDH(国際障害分類)からICF(国際生活機能分類)へと変革がいわれた．

▶ ICFは「医学モデル」と「社会モデル」の対立を超えて統合したモデルであり，生活機能モデルだといわれている．

▶ 理学療法士の主戦場が急性期を頂点とする医療モデルにあるという古い考えがいまだ根強い現状があることが，すでに社会変化に追随していないことを物語っている．

▶ 医療モデルの重要性は未来永劫に否定されることはないが，理学療法士の活躍の場は生活モデルへのシフトが強く求められており，今後の主戦場である生活期でリハビリ

7-1. 取り巻く社会情勢に適合した理学療法士へ　　149

テーション専門職として国民の負託に応えることが必要である.

▶ このように社会構造の変化による在宅ケアの重要性が強調される中で，生活を軸に据えた自立支援が私たちに求められる役割に変化していることに気付き，まずは理学療法士自身の考え方改革が必要である.

▶ また，これらのことを達成するためには，養成教育における抜本的なパラダイムシフトが不可欠である.

3 理学療法士教育のパラダイムシフト

▶ 2018年に理学療法士作業療法士養成課程の指定規則の見直しが行われたが，実に19年ぶりという長きにわたる停滞であった.

▶ この停滞期間の間に，医学の進歩と医療体制の再編はもちろんのこと，前に述べた社会の変化が大きく，理学療法士教育はやや取り残された状態にあり，近年の卒業生（新人理学療法士）であっても，急性期，および回復期を中心とした医学モデルを中心に教育されるため，社会での評価が得られにくい土壌がある.

▶ さらに教育カリキュラムだけでなく，理学療法士（教員）のパラダイムシフトがなされていないために，卒業後は「まずは病院から」という時代遅れの台詞を繰り返してきた.

▶ 生活期に対応するカリキュラムが未整備のうえ，教員の考えが進歩しない現状では，学生を生活期へ興味誘導することは極めて困難であり，主戦場なのに有能な人材が不足しているのが現実であり，理学療法士が社会的評価を得にくいのは根本的な欠陥構造が残存しているためである.

▶ 今後は，疾病モデルから障害モデルに大きく変革し，医学的なものの見方に終始することなく，対象者の幸福感や充実感の獲得のための生活機能モデルとしての対応ができるような教育に変わる必要がある.

▶ 生活期での臨床実習も見学中心にとどまる状況から，対象者の自立支援へと大きく踏み出す必要があろう.

▶ また一方では，社会保障制度の枠組みから飛び出し，予防理学療法，産業理学療法などの分野への進出も大きく期待されるところであり，教育カリキュラムとしての対応も課題である.

4 既存の概念を超えた理学療法士像への変革

▶ わが国に理学療法士制度が創設され半世紀を超え，その間におけるわが国の独自の文化（伝統，風習，死生観，家族観，宗教観などに代表される日本人らしさ）と社会構造や社会保障制度は目まぐるしく変化した.

▶ 専門性と呼ぶべき理学療法士らしさを見失うことなく，これからの社会的役割をどう果たしていくか，どのような領域を開拓していくかが大きな課題である.

▶ 予防領域では，一次予防や三次予防は病院という器に収まらない重要な活動であり，生活習慣病予防，転倒予防，介護予防，腰痛予防，廃用予防，などのキーワードで創造的な活動が期待される.

▶ 産業理学療法も予防的な概念であるが，特に就労者の職業に関連する健康増進と労働

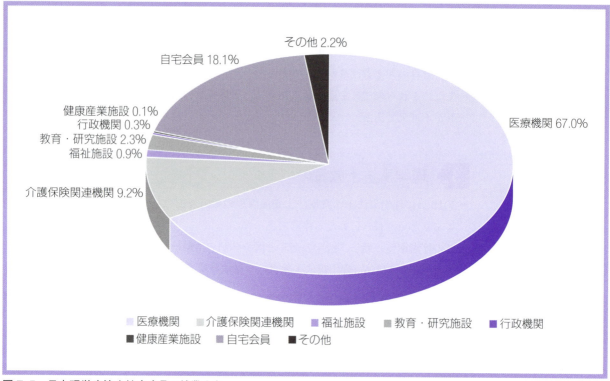

図 7-5. 日本理学療法士協会会員の就業分布
[日本理学療法士協会ホームページ, 統計情報(2018年3月末)〈http://www.japanpt.or.jp/about/data/statistics/〉(2018年8月閲覧)より作成]

災害，職業病などの予防を目的とし，社会的なニーズも高く専門性を発揮できる領域である．
▶ 今後の理学療法士の働くフィールドを大きく変化させ社会に適応をさせなければ私たちの未来は決して明るくなく，変革することで活路が開き，その結果として図7-5に示す現在(2018年3月末)の就業地分布とは大きく変わるであろう．
▶ 私たちが私たちの手でしっかりした将来構想を語り合い，何を準備し，どのように変わらなければならないのかを，社会という広い視野で考えることが求められている．
▶ そのためには，変わることへの抵抗感を捨て，積極的な未来予想図を描くことが必要であろう．

▶▶▶ 7-2. 社会情勢を踏まえた未来への開拓

A. わが国および理学療法士としての政策課題

▶ わが国の総人口は2016年10月1日現在1億2693万人となっており，65歳以上の高齢者人口は3459万人となり，高齢化率も27.3％となった．
▶ 一方，出生数は減少を続け，生産年齢人口(15～64歳)は1995年に8717万人でピークを迎えた後，減少に転じている．わが国は，諸外国に比して，高齢者人口の割合の増加，出生率の低下により，少子高齢社会である．

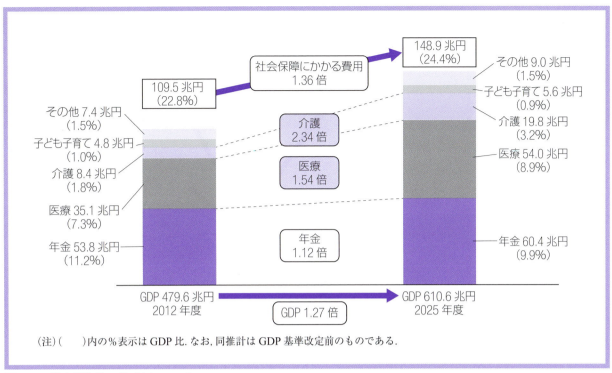

図7-6. 社会保障費の伸び率について
[厚生労働省：社会保障にかかる費用の将来推計の改定について（平成24年3月），財務省：日本の財政関係資料（平成29年4月）〈http://www.mof.go.jp/budget/fiscal_condition/related_data/201704_00.pdf〉（2018年8月閲覧）より作成]

▶ 2017年の財政支出のうち，3割以上が社会保障費であり，多くは医療，年金および介護に関する費用であると見込まれている．
▶ また，団塊の世代が後期高齢者に達する2025年にはその費用は倍増することが予測され（図7-6），わが国の社会保障制度を今後も維持させるためには，社会保障費の増大を抑制する必要がある．
▶ そのために，わが国では，高齢者が住み慣れた地域で生活し続けることを可能とするために医療，介護，予防，住まい，生活支援サービスが包括的に確保される地域包括ケアシステムの構築と介護保険制度の持続可能性の確保のため，「地域における医療及び介護の総合的な確保を推進するための関係法律の整備等に関する法律」（平成26年法律第83号）が2014（平成26）年6月に成立した．

1 地域包括ケアシステムについて

▶ 地域包括ケアシステム（p.76 参照）については，介護保険法の一部改正によるものであったため，高齢者のための政策であるとの理解がされることがあったが，2017年2月に，厚生労働省は，「我が事・丸ごと」地域共生社会実現本部にて，地域共生社会の実現に向けた当面の改革工程を示し，地域包括ケアの理念の普遍化とし，高齢者だけでなく，生活上の困難を抱える方への包括的支援体制の構築を示し，子どもから高齢者までを対象とすることが明確化された．
▶ そのため，これから地域包括ケアシステムの観点より，子どもから高齢者までが住み

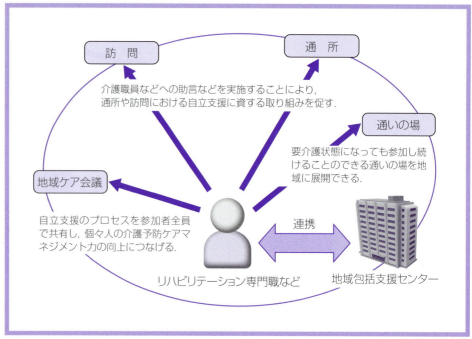

図7-7. 地域リハビリテーション活動支援事業

慣れた地域で生活できるような体制への関与が求められると考える.
▶ また，2015年改定により，「地域リハビリテーション活動支援事業」が開始され，地域における介護予防の取り組みを機能強化するために，通所，訪問，地域ケア会議，サービス担当者会議，住民運営の通いの場などに，理学療法士などのリハビリテーション専門職の関与が可能となった(図7-7). そのため，今後さらに，医療機関以外の地域の場での理学療法士の関与が期待される.
▶ 特に，今後地域包括ケアシステムの構築に向けては，各都道府県，および市区町村での地域特性に応じた取り組みが必要であり，自立支援に向けた専門職種として，理学療法士が検討の場に参画することが期待される.

2 自立支援について

▶ 「自立支援」は，リハビリテーションの理念の重要な考えである.
▶ 介護保険法の第1条では，「この法律は，加齢に伴って生ずる心身の変化に起因する疾病等により要介護状態となり，入浴，排泄，食事等の介護，機能訓練並びに看護及び療養上の管理その他の医療を要する者等について，これらの者が尊厳を保持し，その有する能力に応じ自立した日常生活を営むことができるよう，必要な保健医療サービス及び福祉サービスに係る給付を行うため，国民の共同連帯の理念に基づき介護保険制度を設け，その行う保険給付等に関して必要な事項を定め，もって国民の保健医療の向上及び福祉の増進を図ることを目的とする.」とされており，自立支援を促すことが目的とされている.
▶ さらに，2016年9月から未来投資会議が開催され，今後の未来投資戦略において，「新たな医療・介護・予防システムの構築に向けて」の検討もされており，2017年現在，

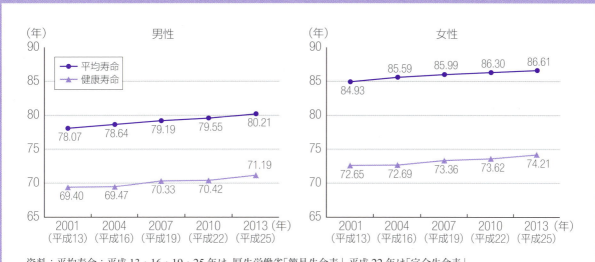

図7-8. 平均寿命と健康寿命との年次推移
[内閣府：平成29年度高齢社会白書概要版〈http://www8.cao.go.jp/kourei/whitepaper/w-2017/html/gaiyou/index.html〉（2018年8月閲覧）より作成]

技術革新を最大限に活用し，「健康管理と病気・介護予防」「自立支援」など科学的介護の実現に向けたシステムについて，検討がされている．
▶ 理学療法士が今後いかに，障害を有している者のみならず地域住民に対して自立支援に向けたかかわり，またエビデンスのある理学療法を提供できるかが重要な政策課題である．

3　健康寿命の延伸に向けての取り組み

▶ わが国では，男性および女性とも，国際的に平均寿命は高く，2017年度では男性81.09歳，女性87.26歳である．今後，男女ともに平均寿命は延伸するといわれている．しかし，健康寿命については，2001年から2013年までの健康寿命の延びは同期間における平均寿命の延びと比べて小さいとされている（図7-8）.
▶ 健康寿命については，様々な定義があるが，「日常生活に支障がなく健康で暮らす」というのが代表的な定義であろう．その点を考えると，日常生活の支援に関するかかわりが可能な理学療法士などが，今後健康寿命の延伸に向けた取り組みについて寄与することが期待される．

B. 理学療法士養成の必要性と受給計画

▶ 2000年以降，国の規制改革や高齢社会に向けた様々な社会的背景をもとに理学療法士は急増し，その傾向は現在でも変わらない．
▶ 現在，理学療法士が対象とする高齢者や障害のある人については，年々増加をしてい

154　第7章　理学療法士の未来像

表7-3. 平成28年度職種別きまって支給する現金給与額（1ヵ月あたり）

職　種	きまって支給する現金給与額(千円)
全　体	333.7
医療，福祉関係	300.3
理学療法士，作業療法士	280.7
薬剤師	363.5
看護師	331.8
診療放射線・診療エックス線技師	355.8
臨床検査技師	321
栄養士	237.8
保育士(保母・保父)	223.3
介護支援専門員(ケアマネジャー)	266
ホームヘルパー	228.5

［厚生労働省：平成28年賃金構造基本統計調査より作成］

る．特に，要介護，および要支援認定者数は増加をしており，高齢者ができる限り介護が必要な状態にいたらないためには，自立支援・介護予防のための取り組みに理学療法士の関与は必須である．

►また，従来では医療機関で理学療法を提供することが多かったが，地域包括ケアシステムの構築に向けて，在宅や介護保険関連施設で理学療法を提供する機会も増加することも考えられる．さらに，介護保険法における地域リハビリテーション活動支援事業により，地域において，介護予防に関するかかわりを行う機会も増加をし，理学療法士が活躍できる場が多くなった．しかし，わが国の少子高齢化は，全国一律ではなく，都市部と地方との人口構成の変化は異なり，それに伴い，地域における医療，および介護のサービス供給量については地域特性を考慮する必要がある．

►そのため，今後の受給計画においても，全国一律での供給体制ではなく，地域特性に応じた，子どもから高齢者までの理学療法の提供体制を構築する必要がある．

C. 医療専門職での比較（賃金，および就労状況について）

►賃金構造基本統計調査より，2016年度の1ヵ月あたりの平均賃金は，全体では約33万円，医療，福祉関係では約30万円であり，理学療法士，および作業療法士は約28万円とされている（表7-3）．

►理学療法士の平均賃金は，全体，および医療福祉関係よりも，やや低い傾向であるが，これは，理学療法士の年齢別構成数が20代，および30代の世代が多いことによる影響（図7-9）も考慮しながら結果を見る必要がある．

►一方，年齢別の職種との比較については，厚生労働省の医療従事者の需給に関する検討会　理学療法士・作業療法士分科会（第2回）の資料（図7-10）によると，年代別では，20〜29歳代では給与額は，全産業と比較し高い傾向であるが，30歳以降は，低い傾向となっている．

7-2. 社会情勢を踏まえた未来への開拓　155

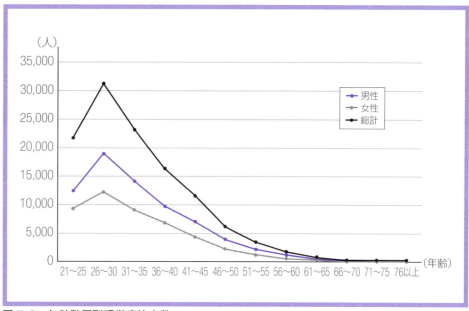

図 7-9. 年齢階層別理学療法士数
［日本理学療法士協会ホームページ，統計情報（2018年3月末）〈http://www.japanpt.or.jp/about/data/statistics/〉（2018年8月閲覧）より作成］

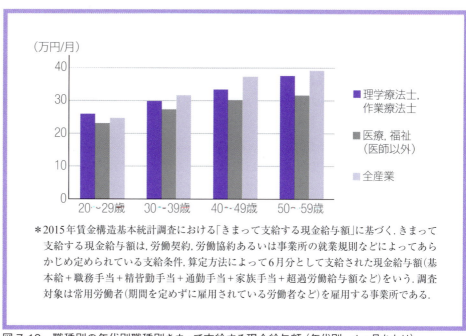

図 7-10. 職種別の年代別職種別きまって支給する現金給与額（年代別，1ヵ月あたり）
［厚生労働省：医療従事者の需給に関する検討会，理学療法士・作業療法士分科会（第2回）資料，2016］

156　第7章　理学療法士の未来像

表7-4. 病院・診療所における職種別常勤換算人数　　　　　　　　　　　　　　　　　（単位：人）

	常勤換算数	1病院あたり 常勤換算数	100床あたり 常勤換算数
医師	214,678	25.3	13.7
薬剤師	47,942	5.7	3.1
看護師	787,404	92.9	50.3
理学療法士(PT)	70,492	8.3	4.5
作業療法士(OT)	41,376	4.9	2.6
言語聴覚士	14,257	1.7	0.9
義肢装具士	66	0.0	0.0
診療放射線技師	43,249	5.1	2.8
診療エックス線技師	151	0.0	0.0
臨床検査技師	54,155	6.4	3.5
管理栄養士	21,887	2.6	1.4
栄養士	4,655	0.5	0.3
精神保健福祉士	9,196	1.1	0.6
社会福祉士	10,077	1.2	0.6
介護福祉士	45,375	5.4	2.9
総数	2,078,636	245.2	132.8

［厚生労働省：平成27年度病院報告より作成］

1　医療機関などにおける理学療法士の勤務者の割合

▶2015年度の病院報告（表7-4）によると，病院・診療所に勤務する理学療法士は，常勤換算人数では約7万人とされている．

▶また，1病院あたり8.3人，100床に対して4.5人である．これは，医師や看護師と比較すると低い割合ではあるが，医療関連職種と比較すると，高い割合となっている．

▶一方，日本理学療法士協会のデータ（図7-11）によると，2018年3月末時点で，理学療法士が所属する施設での理学療法士の勤務者数は，1人が39.8％，2人が16.2％，3人が9.8％と1〜3人のみ所属している施設が65.8％を占め，3人以下のみの施設も多い．

▶しかし，6人以上が所属する施設も全体の4分の1弱を占め，理学療法士数も今後増加することも予測されることから，複数の理学療法士をマネジメントする能力を有する理学療法士も今後ますます求められる．

▶2017年現在，認定理学療法士取得者数（延べ人数）4,440名のうち管理・運営領域では72名，2016年現在，専門理学療法士取得者数（延べ人数）2,360名のうち教育・管理理学療法分野での専門理学療法士186名の取得状況であり，今後は，理学療法士をマネジメントする人材の育成が期待される．

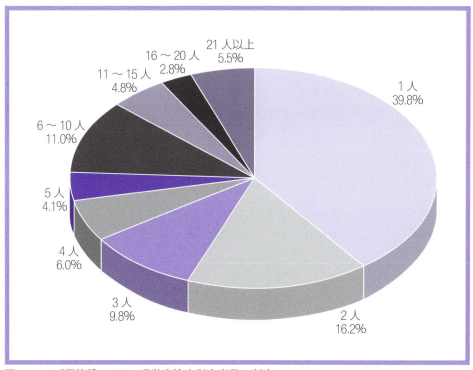

図7-11. 所属施設における理学療法士従事者数の割合
[日本理学療法士協会ホームページ，統計情報(2018年3月末)〈http://www.japanpt.or.jp/about/data/statistics/〉(2018年8月閲覧)より作成]

D. 人員配置(施設基準，病棟基準について)

- ▶ わが国では，一般的に理学療法士による理学療法を実施した場合，サービス提供の対価として，診療報酬あるいは介護報酬として支払われる．
- ▶ そのため，医療機関や介護保険サービス提供機関における施設配置や理学療法士などの人員配置は，診療報酬あるいは介護報酬における施設基準や病棟基準，人員配置を満たした整備とすることが多い．
- ▶ したがって，施設基準や人員配置は，診療報酬あるいは介護報酬における基準を満たせばよいとの理解をする場合もあるが，基本的にはサービスの質を担保するためと最低限の基準として理解するのが望ましいと考える．
- ▶ 診療報酬などの様々な施設基準や人員配置基準は，サービスの質を評価するためのドナベディアンモデル(p.35 参照)により整理をすると，理解しやすい．
- ▶ 例えば，2016年度の診療報酬における各疾患別リハビリテーション料に関連する施設基準を示す(表7-5)．これらは，理学療法士における人員基準および施設基準，必要な備品などが構造として整理されている．
- ▶ さらに，図7-12で示した回復期リハビリテーション病棟入院料Ⅰにおいては，構造，過程，成果として整理でき，各領域においての基準を満たす必要がある．
- ▶ 回復期リハビリテーション病棟入院料Ⅰの加算の例として，構造の部分は，医師や社会福祉士などの人員の配置が整備された医療機関の場合，「体制強化加算」として，診療報酬の加算がされる．また，過程として，1日あたりのリハビリテーション提供単位数が平均6単位以上となる場合には，「リハビリテーション充実加算」として加算が

表 7-5. 疾患別リハビリテーション料に関する施設基準 (2016 年度)

	心大血管疾患リハビリテーション料(I)	脳血管疾患等リハビリテーション料(I)	廃用症候群リハビリテーション料(I)	運動器リハビリテーション料(I)	呼吸器リハビリテーション料(I)
人員基準(理学療法士について)	心大血管疾患リハビリテーションの経験を有する専従の常勤理学療法士および専従の常勤看護師が合わせて2名以上勤務していること又は専従の常勤理学療法士もしくは専従の常勤看護師のいずれか一方が2名以上勤務していること	専従の常勤理学療法士が5名以上勤務していること	脳血管疾患等リハビリテーション料(Ⅰ)の施設基準における専従の常勤理学療法士	専従の常勤理学療法士又は専従の常勤作業療法士が併せて4名以上勤務していること	呼吸器リハビリテーションの経験を有する専従の常勤理学療法士1名を含む常勤理学療法士又は常勤作業療法士があわせて2名以上勤務していること
専用の機能訓練室	病院(30平方メートル以上)診療所(20平方メートル以上)	160平方メートル以上		病院(100平方メートル以上)診療所(45平方メートル以上)	病院(100平方メートル以上)診療所(45平方メートル以上)
機器,器具	酸素供給装置,除細動器,心電図モニター装置,トレッドミル又はエルゴメーター,血圧計,救急カート	歩行補助具,訓練マット,治療台,砂嚢などの重錘,各種測定用用具(角度計,握力計など),血圧計,平行棒,傾斜台,姿勢矯正用鏡,各種車椅子,各種歩行補助具,各種装具(長・短下肢装具など),家事用設備,各種日常生活動作用設備		各種測定用用具(角度計,握力計など),血圧計,平行棒,姿勢矯正用鏡,各種車椅子,各種歩行補助具など	呼吸機能検査機器,血液ガス検査機器など

体制強化加算Ⅰ	リハビリテーション充実加算
専従の常勤医師 1名以上,専従の社会福祉士など1名以上	1日あたりリハビリテーション提供単位数は平均6単位以上(休日も含む)

    各領域における加算

	構造	過程	成果
回復期リハビリテーション病棟入院料Ⅰ	専任の医師1名以上,専従の理学療法士3名以上,作業療法士2名以上,言語聴覚士1名以上および在宅復帰支援を担当する専任の社会福祉士など1名以上の常勤配置　休日を含めすべての日においてリハビリテーションを提供できる体制　看護師の配置基準	1日あたりリハビリテーション提供単位数は平均2単位以上(休日も含む)	入院時の判定で重症であった者のうち,3割以上の患者が退院時において入院時と比較して日常生活機能評価で4点以上改善していること　退院者のうち,他の保険医療機関の転院した者などを除く者の割合が7割以上であること

図 7-12. 回復期リハビリテーション病棟入院料Ⅰと加算との関係

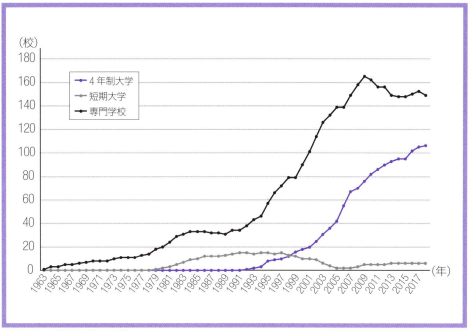

図 7-13. 養成校数の推移
[日本理学療法士協会ホームページ, 統計情報(2018年3月末)〈http://www.japanpt.or.jp/about/data/statistics/〉(2018年8月閲覧)より作成]

されている.
▶ なお,加算ではないが,回復期リハビリテーション病院入院料Ⅰという理学療法士も関与する入院時の基本的な診療報酬に,構造や過程のみだけではなく,成果の評価までが組み込まれていることを理解し期待する効果を求められていることを理解してほしい.

E. 理学療法士教育課程

▶ 理学療法士および作業療法士法によると,3年以上の養成課程を経て,理学療法士の国家資格を有することとされている.また,わが国の理学療法士教育養成機関は,主に三つあり,厚生労働省所管の専門学校(4年制あるいは3年制)あるいは,文部科学省所管の大学とあり,近年では大学で学ぶ機会が増加している(図7-13).
▶ 一方,養成校を卒業した理学療法士の取り巻く環境は,これまでも述べたように,大きく変わり医療機関のみでの活動以外に,介護老人保健施設や訪問リハビリテーションなどの介護保険制度における施設,地域住民が活動する場などで活動する機会も多くなってきている.そのため,養成課程においては,可能な限り,医療機関のみならず,在宅や地域における施設における実習の機会の確保することが必要になってくる.さらに,養成校を卒業した後も,多様な領域に対応できるような卒後研修の充実も必要である.

160　第7章　理学療法士の未来像

ディスカッションテーマ
・2025年において団塊の世代が後期高齢者に達することが見込まれ，後期高齢者が介護にいたらないように，自立支援や健康寿命の延伸化を図る取り組みが現在行われています．そこで，理学療法士として，具体的にどのような取り組みを行うことができるかを，検討しなさい．
・わが国の社会保障費は増大し，医療費においても医療サービスにおける適正化が求められると考えられます．そこで，理学療法士がかかわる診療報酬あるいは介護報酬のうち，今後導入の必要があると思われる成果の評価を検討しなさい．

学習到達度自己評価問題

- わが国の社会保障の問題と，これらを踏まえた理学療法士の役割について説明しなさい．
- 2025年に向けた医療および介護の提供体制のあり方，各病床において理学療法士が担うべき役割について説明しなさい．
- 報酬改定から読み取れる理学療法士が今後取り組むべき事項を説明しなさい．
- 理学療法士の需給の検討が必要であると指摘されているが，その理由を考え自分の意見を述べなさい．
- ICFの概念である生活モデルに対応できる理学療法士になるためには，何をどう学べばよいか考えなさい．

161

参考文献

第1章　管理運営

（A~F）

1) George B, David T（原著），斎藤章悟，池田絵実（訳）：リーダーのためのメンタルモデル活用術，人間と組織を理解するための70のモデル．春秋社，2000

2) 中西 晶，家田武文：マネージメント基礎力，初めてリーダーになる人の本．NTT出版，2009

3) 小田理一郎：「学習する組織」入門．英治出版，2017

4) Peter M S：学習する組織，システム思考で未来を創造する．英治出版，2011

5) 井上裕太，並木裕太：新人コンサルタントが最初に学ぶ厳選フレームワーク20．ディスカバー・トゥエンティワン，2012

6) 寺澤弘忠，寺澤典子：OJTの基本　教え，教えられながら共に学びともに育つ．PHP研究所，2009

7) 野中郁次郎，紺野 登：知識経営のすすめ，ナレッジマネージメントとその時代．筑摩書房，1999

8) Harvard Business Review（編）：ナレッジ・マネージメント．ダイヤモンド社，2000

9) 公益社団法人日本理学療法士協会（編）：理学療法白書，2016

10) 波頭 亮：思考・論理・分析．産業能率大学出版部，2004

11) 荘司雅彦：論理と心理で攻める，人を動かす交渉術．平凡社，2007

（G, H）

1) 日本リハビリテーション医学会診療ガイドライン委員会（編）：リハビリテーション医療における安全管理・推進のためのガイドライン．医歯薬出版，2010

2) 亀田メディカルセンター リハビリテーション科リハビリテーション室（編）：リハビリテーションリスク管理ハンドブック，第3版．メジカルビュー社，2017

第2章　良質な医療の提供

（A）

1) 藤巻幸夫：特別講義コミュニケーション学．実業之日本社，2010

2) 山口美和：PT・OTのためのコミュニケーション実践ガイド，第2版．医学書院，2016

3) 渡部富栄：対人コミュニケーション入門，看護のパワーアップにつながる理論と技術．ライフサポート社，2011

4) 稲森里江子：医学教育におけるコミュニケーション・スキル学習に関する研究－対人援助技術の活用による実証的アプローチ－．人間福祉学研究，3(1)，p59-74，2010

（B）

1) 櫻井通晴：BSCによる経営戦略の実行と評価．UNISYS TECHNOLOGY REVIEW 82, AUG. 2004.

2) 石山泰男：バランス・スコアカードの本質．現代の経営，6(3)，p17-25，2001

3) 吉川武男：バランス・スコアカード構築—基礎から運用までのパーフェクトガイド—．生産性出版，2003

（C）

1) 嶋田利広：SWOT分析コーチングメソッド，2か月で独自の経営戦略が動き出す．マネジメント社，2014

2) 森本 榮：地域における理学療法士の活動の現状と展望．理学療法ジャーナル，48(3)，p185-193，2014

3）浜野　淳：外来患者が増えない悩みをSWOT分析でアプローチ．治療増刊号，95，p937-941，2013

4）栄原智文：医療機関の経営戦略を考えるために，SWOT分析を活用する．治療増刊号，96，p660-662，2014

(D)

1）公益財団法人日本医療機能評価機構＜http://jcqhc.or.jp/＞（2018年8月閲覧）

(E~I)

1）Donabedian A: Evaluating the quality of medical care. Milbank Memorial Fund Quarterly 44（3）：166-203, 1966

2）Fletcher RH et al: Clinical Epidemiology: The Essentials. 3rd ed.：Williams & Wilkins, 1996

3）鄭　丞媛，近藤克則：医療の質のマネジメントとP4P．総合リハ，38（10），p929-934，2010

4）大西淳也，福元　渉：PDCAについての論点の整理．財務省財務総合政策研究所総務研究部，2016 ＜https://www.mof.go.jp/pri/research/discussion_paper/ron281.pdf＞（2018年8月閲覧）

5）佐々木嘉光：第2回理学療法マネジメントシリーズ，EPDCAサイクルの徹底と管理者ネットワークの構築について．JPTA NEWS，303，p14-15，2016

6）中川　仁：EBMの実践，本来のMcMaster大学方式に則って．情報管理，45（6），p403-410，2002

7）藤田真弥：ナラティヴ・ベイスト・メディスン再考．生命倫理，22（1），p59-66，2012

8）日本医師会生命倫理懇談会：『説明と同意』についての報告，日本医師会生命倫理懇談会，1990

9）厚生労働省：診療情報の提供等に関する指針，2003＜http://www.mhlw.go.jp/shingi/2004/06/s0623-15m.html＞（2018年8月閲覧）

第3章　記録方法とデータ管理

(3-1)

1）日野原重明：POS—医療と医学教育の革新のための新しいシステム．医学書院，1973

2）日野原重明（監修），渡辺　直（著）：電子カルテ時代のPOS—患者志向の連携医療を推進するために．医学書院，2012

3）佐藤彰博，藤原健一：症例報告の進め方と書き方．青森県作業療法研究，24（1），p17-21

4）公益社団法人日本理学療法士協会（編）：理学療法ガイドライン，第1版＜http://www.japanpt.or.jp/upload/jspt/obj/files/guideline/00_ver_all.pdf＞（2018年8月閲覧）

5）藤田聡美ほか：理学療法診療記録の目的：記録の法的根拠と意義について．理学療法学，39，p130-134，2012

6）藤田聡美ほか：理学療法記録の記載方法．理学療法学，39，p200-205，2012

7）都立病院診療録等記載検討委員会（編）：都立病院における診療記録等記載マニュアル＜http://www.byouin.metro.tokyo.jp/hokoku/guideline/documents/sinryoroku.pdf＞（2018年8月閲覧）

(3-2)

1）公益社団法人日本理学療法士協会＜http://www.japanpt.or.jp/＞（2018年8月閲覧）

2）厚生労働省＜http://www.mhlw.go.jp＞（2018年8月閲覧）

第4章　社会保障と保険制度

(4-2)

1）増田雅暢：介護保険制度の政策形成過程の特徴と課題—官僚組織における政策形成過程の事例—．季刊・社会保障研究37（1），p44-58，2001

2）内山　融：日本政治のアクターと政策決定パターン（特集 政策デザインと合意形成—その来歴と行方）．季刊政策・経営研究，2010（3），p1-18，2010

3）佐藤　満：介護保険法の成立過程．立命館法学5・6月号，p737-772，2010

4）真野俊樹：入門 医療政策—誰が決めるか，何を目指すのか—．中央公論新社，2012

5) 辻中 豊：政治学入門. 放送大学教育振興会, 2012

6) 岩渕 豊：日本の医療政策—成り立ちと仕組みを学ぶ—. 中央法規出版, 2013

7) 増田雅暢：介護保険の検証—軌跡の考察と今後の課題—. 法律文化社, 2016

(4-3)

1) 厚生労働省：平成26年度国民医療費の概況＜http://www.mhlw.go.jp/toukei/saikin/hw/k-iryohi/14/dl/toukei.pdf＞（2018年8月閲覧）

2) 厚生労働省：公的介護保険制度の現状と今後の役割＜http://www.mhlw.go.jp/file/06-Seisakujouhou-12300000-Roukenkyoku/201602kaigohokenntoha_2.pdf＞（2018年8月閲覧）

3) 厚生労働省：介護費用と保険料の推移＜http://www.mhlw.go.jp/topics/kaigo/zaisei/sikumi.html＞（2018年8月閲覧）

4) 厚生労働省：社会保障・税一体改革　なぜ今, 改革が必要なの？＜http://www.mhlw.go.jp/stf/seisakunitsuite/bunya/hokabunya/shakaihoshou/kaikaku_1.html＞（2018年8月閲覧）

5) 尾形裕也：看護管理者のための医療経営学. 日本看護協会出版会, 2009

6) 厚生労働省：平成27年7月9日, 第87回社会保障審議会医療保険部会, 資料5＜http://www.mhlw.go.jp/file/05-Shingikai-12601000-Seisakutoukatsukan-Sanjikanshitsu_Shakaihoshoutantou/0000090953.pdf＞（2018年8月閲覧）

7) 厚生労働省：診療報酬改定について＜http://www.mhlw.go.jp/stf/seisakunitsuite/bunya/0000106602.html＞（2018年8月閲覧）

8) 川手信行：リハビリテーション関連の動向と論点. 総合リハ, 41(10), p895-900, 2013

9) 吉永勝訓：疾患別リハビリテーション導入の現状と課題. 総合リハ, 40(1), p7-14, 2012

10) 千葉哲也：診療報酬を理解するための背景. 理学療法, 33(12), p1134-1139, 2016

11) 正門由久, 江藤文夫, 石神重信：リハ医療はどう進むべきか. 臨床リハ, 19(1), p10-19, 2010

12) 政府統計総合窓口賃金構造基本統計調査＜http://www.e-stat.go.jp/SG1/estat/GL08020101.do?_toGL08020101_&tstatCode=000001011429＞（2018年8月閲覧）

13) 公益社団法人日本理学療法士協会＜http://www.japanpt.or.jp/about/date/statistics/＞（2018年8月閲覧）

第5章　身分法と職能団体

(5-1)

1) 厚生法規研究会(編)：理学療法士及び作業療法士法. 〈加除式〉厚生法規総覧, 中央法規出版, 2018年5月現在

2) 厚生労働省医務局医事課(編)：理学療法士及び作業療法士法の解説. 中央法規出版, 1965

3) 公益社団法人日本理学療法士協会(編)：理学療法士ガイドライン＜http://www.japanpt.or.jp/upload/japanpt/obj/files/about/031-0422.pdf＞（2018年8月閲覧）

4) 尾崎孝良：診療補助行為に関する法的整理. 日医総研ワーキングペーパー＜http://www.jmari.med.or.jp/download/WP358.pdf＞（2018年8月閲覧）

5) 公益社団法人日本理学療法士協会：協会について(統計情報)＜http://www.japanpt.or.jp/about/data/statistics/＞（2018年8月閲覧）

(5-2)

1) 50周年記念誌編集委員会(編)：五十年史～たくさんの『一歩』と歩んで50年～. p206-225, 2017

2) 厚生労働省：平成28年版厚生労働白書(平成27年度厚生労働行政年次報告), —人口高齢化を乗り越える社会モデルを考える—, ＜http://www.mhlw.go.jp/wp/hakusyo/kousei/16/＞（2018年8月閲覧）

3) 井部俊子(監修), 中西睦子(監編)：看護管理学習テキスト, 第2版, 第7巻, 看護制度・政策論. 日本看護協会出版会, 2018

4) 荘村明彦：医療六法(平成27年版). 中央法規株式会社, 2014

5) 公益社団法人日本理学療法士協会＜http://www.japanpt.or.jp/about/date/statistics/＞（2018年8月閲覧）

164　参考文献

6）永野　忍ほか：公益社団法人福岡県理学療法士会会員を対象とした就業に関するアンケート調査．第52回日本理学療法学術大会 抄録集，2017

7）社会保険研究所：医科診療報酬点数表，平成30年4月版．社会保険研究所，2018

第6章　職域の拡大

（6-1 D）

1）森　恵美ほか：系統看護学講座専門分野Ⅱ，母性看護学概論，第13版．p24-27，医学書院，2016

2）Dumoulin C et al: Pelvic floor muscle training versus no treatment, or inactive control treatments, for urinary incontinence in women: a short version Cochrane systematic review with meta-analysis. Neurourol Urodyn 34(4)：300-308. 2015.

3）国立社会保障・人口問題研究所「日本の将来推計人口」＜http://www.ipss.go.jp/index.asp＞（2018年8月閲覧）

4）Carek PJ, Laibstain SE, Carek SM: Exercise for the treatment of depression and anxiety. Int Psychiatry Med 41: 15-28, 2011

5）Karhu O et al: Correcting working postures in industry: A practical method or analysis. Applied Ergonomics 8: 199-201, 1997

6）Chaffin DB et al: Occupational biomechanics. John Wiley & Sons, 1991

7）経済産業省商務情報政策局ヘルスケア産業課：企業の「健康経営」ガイドブック（改訂第1版），2016 ＜http://www.meti.go.jp/policy/mono_info_service/healthcare/kenkokeiei-guidebook2804.pdf＞（2018年8月閲覧）

8）厚生労働省：VDT作業における労働衛生管理のためのガイドライン．厚生労働省，2002

（6-2）

1）社会保障研究所：医療点数表の解釈（平成28年4月版）．社会保障研究所，2016

2）医学通信社：介護報酬早見表（2015年4月版）．医学通信社，2015

3）社会保障研究所：介護報酬の解釈2，指定基準編（平成27年4月版）．社会保障研究所，2015

4）厚生労働省（2014）：平成26年度診療報酬改定の概要＜http://www.mhlw.go.jp/file/06-Seisakujouhou-12400000-Hokenkyoku/0000039378.pdf＞（2018年8月閲覧）

5）国立社会保障・人口問題研究所（2013）：「日本の地域別将来推計人口（平成25年3月推計）＜http://www.ipss.go.jp/pp-shicyoson/j/shicyoson13/1kouhyo/gaiyo.pdf＞（2018年8月閲覧）

6）松井一人：わが国の理学療法士による起業の現状と課題．理学療法ジャーナル，43(4)，291-295，2009

7）公益社団法人日本理学療法士協会ホームページ：会員の分布＜http://www.japanpt.or.jp/about/data/statistics/＞（2018年8月閲覧）

8）森本　榮：地域における理学療法士の活動の現状と展望．理学療法ジャーナル，48(3)，185-193，2014

9）独立行政法人労働政策研究・研修機構ホームページ：高年齢者の雇用に関する調査（企業調査）＜http://www.jil.go.jp/institute/research/2016/documents/156.pdf＞（2018年8月閲覧）

10）小山　樹：理学療法におけるコンプライアンス．理学療法ジャーナル，48(10)，917-926，2014

11）公益社団法人日本理学療法士協会（編）：理学療法白書．2016

第7章　理学療法士の未来図

（7-1 A，B）

1）厚生労働省：社会保障・税一体改革＜http://www.mhlw.go.jp/stf/seisakunitsuite/bunya/hokabunya/shakaihoshou/kaikaku_1.html＞（2018年8月閲覧）

2）内閣府：平成29年度国民生活に関する世論調査＜https://survey.gov-online.go.jp/h29/h29-life/2-4.html＞（2018年8月閲覧）

3) 厚生労働省：平成27年度国民医療費の概況＜http://www.mhlw.go.jp/toukei/saikin/hw/k-iryohi/15/dl/data.pdf＞（2018年8月閲覧）

4) 社会保障制度改革推進本部：第5回医療・介護情報の活用による改革の推進に関する専門調会＜https://www.kantei.go.jp/jp/singi/shakaihoshoukaikaku/chousakai_dai5/siryou1.pdf＞（2018年8月閲覧）

5) 厚生労働省：平成30年度診療報酬改定について＜http://www.mhlw.go.jp/file/05-Shingikai-12404000-Hokenkyoku-Iryouka/0000193708.pdf＞（2018年8月閲覧）

6) 厚生労働省：平成30年度介護報酬改定における各サービス毎の改定事項について＜http://www.mhlw.go.jp/file/05-Shingikai-12601000-Seisakutoukatsukan-Sanjikanshitsu_Shakaihoshoutantou/0000192302.pdf＞（2018年8月閲覧）

7) 公益社団法人日本理学療法士協会：平成30年度診療報酬・介護報酬同時改定の概要，愛媛県理学療法士会管理者研修会資料，2018

(7-2)

1) 内閣府：平成29年度高齢社会白書＜http://www8.cao.go.jp/kourei/whitepaper/w-2017/zenbun/29pdf_index.html＞（2018年8月閲覧）

2) 財務省：日本の財政関係資料＜http://www.mof.go.jp/budget/fiscal_condition/related_data/201704_00.pdf＞

3) 小山 洋, 辻 一郎（編集）：シンプル衛生公衆衛生学2016，南江堂，2016

4) Avedis Donabedian（著），東 尚弘（訳）：医療の質の定義と評価方法．NPO法人健康医療評価研究機構，2007

索　引

和文索引

相づち　24
アウトカム評価　143
アクシデント　12
アクションプラン　25, 28
アクター　84

医学部新設　146
医学モデル　148
医科診療報酬点数表（リハビリテーション通則）　48
医行為　102
医師法　105, 108, 120
違法性阻却　103
医療安全管理チーム　13
医療過誤　12
医療機能の分化　141
医療行為　103
医療広告ガイドライン　126
医療事故　12
医療の質向上　1
医療費　86
　　──の高騰　147
医療保険制度　68
インシデント　12
インシデント・レポート　13, 14
インセンティブ　37
インフォームドコンセント　42

ウィメンズヘルス　126, 137
頷き　24

演繹的思考　9

開業権　126, 135
介護給付　72
介護サービス計画　74
介護支援専門員　74
介護報酬　106, 142
介護保険サービス　72
介護保険制度　68, 70, 85
介護保険費用　86

介護予防　149
　　──サービス　72
介護予防・日常生活支援総合事業　74
介護療養型医療施設　73
介護老人福祉施設　73
介護老人保健施設　73, 131
改善戦略　29
ガイドライン　40
回復期リハビリテーション病棟　131
科学的根拠に基づいた身体機能評価能力　98
学術研究団体　106
閣法　80
課題発見能力　147
過程　35, 36
カリキュラム　149
関係の質　3, 4
感情的コンフリクト　11
感染予防キット　18
管理者　60
　　──ネットワーク　61

議員提出法案　80
議員連盟　115
企画力　10
起業　136
聴くスキル　22
基準値　25
希少価値　96
機能訓練指導員　135
機能種別版評価項目（評価対象領域）　32
機能種別評価　31
帰納的思考　9
機能的自立度評価　38
　　──表　46
供給量と品質　145
共助　59, 76, 95
業績評価指標　25
業務独占　102, 109, 111
　　──職種　102
業務評価指標　27
業務プロセス　26
　　──の視点　25
居宅サービス　73

クリニカル・クエスチョン　52

クロスSWOT分析　28, 122
クロス分析　25

ケアプラン　74
ケアマネジャー　74
経営　122
　　──戦略　1
結果の質　5
健康経営　128
健康寿命　153
憲法　101

公益社団法人　106
公益主義　95
後援会活動　115
高額療養費制度　69
後期高齢者医療制度　68
公助　59, 76, 95
交渉力　10
厚生労働省医政局　103
構造　35, 36
公的扶助制度　66
行動の質　3, 5
広報事業　107
国債　90
国際疾病分類　67
国際障害分類　148
国際生活機能分類　148
国民医療費　140
国民皆保険制度　75, 87, 90
国民健康保険　68
国立療養所東京病院附属リハビリテーション学院　106
互助　59, 76, 95
個人計画　1
コーチング　12
国会議員　108
骨盤底筋群トレーニング　127, 128
コミュニケーション　21
　　──スキル　21
コンフリクト　5

在院日数　47
在宅復帰率　47
財務　26
　　──の視点　25

索引

　　サーベイヤー　32
　　差別化戦略　29
　　産業理学療法　128, 149
　　3C分析　124
　　算定日数上限　93

　　時間外労働　8
　　時間管理　8
　　事業ポートフォリオマネジメント　122
　　思考の質　3, 5
　　自己開示　24
　　事故予防教育　16
　　自助　59, 76, 95
　　システマティックレビュー　40
　　質　2
　　疾患別リハビリテーション料　93
　　指定規則改定　146, 147
　　指定規則見直し　149
　　死亡場所　147
　　社会福祉制度　66
　　社会保険制度　65
　　社会保障給付費　139
　　社会保障審議会　91
　　社会保障と税の一体改革　90
　　社会モデル　148
　　社団法人　106
　　収益性向上　1
　　収益部門　1
　　自由開業医制　75
　　重要業績評価指標　123
　　重要成功要因　25, 27
　　守秘義務　102
　　生涯学習　107
　　　　──事業　107
　　　　──システム　107
　　条件のコンフリクト　11
　　少子高齢化　147
　　省令　78, 101
　　条例　101
　　職域拡大　137
　　職能事業　106
　　職能団体　105
　　職場外教育　6
　　職場内教育　6
　　女性エンパワーメント　137
　　女性局　117
　　自立支援　152
　　人材と変革　26
　　　　──の視点　25
　　身体機能評価能力　98
　　診断群分類　57, 67
　　信頼　11
　　信頼感　11
　　信頼性　2
　　診療記録　49

　　　　──の記載　48
　　診療報酬　66, 106, 109, 142
　　　　──改正　109
　　　　──改定率　91
　　　　──算定　109
　　　　──制度　91
　　　　──体系　67
　　　　──出来高払い　75, 76
　　診療補助行為　103, 104

　　垂直的公平　90
　　水平的公平　90
　　スタンダード・プリコーション　19
　　ストレスチェック　8
　　スリップ　12

　　成果　35, 36
　　成果型報酬　143
　　生活期　147, 149
　　　　──リハビリテーション　148
　　生活機能モデル　148, 149
　　生活習慣病予防　149
　　政策提言　98, 106
　　政策評価　83
　　政治参画　111
　　青年局　117
　　政令　78, 101
　　世界理学療法連盟　106
　　セカンドオピニオン　43
　　セクシュアルハラスメント　8
　　積極的戦略　28, 29
　　ゼロベース思考　5
　　専門職　145
　　　　──大学　145
　　戦略　122
　　　　──策定　25
　　　　──マップ　28
　　　　──目標　25
　　戦略的パートナーシップ　98

　　組織体制強化　1
　　組織代表議員　114
　　組織の成功循環モデル　3
　　組織率　105, 108
　　卒後臨床研修義務化　146

　　退院支援カンファレンス　143
　　対人コミュニケーション　21
　　タイムマネジメント　8
　　対立　5, 10

　　多職種連携リハビリテーション会議　143
　　妥当性　2

　　地域医療構想　77, 133
　　地域支援事業　72, 74
　　地域包括ケアシステム　58, 59, 76, 101, 118, 130, 146, 147, 151
　　地域包括ケア病棟　131
　　地域密着型サービス　74
　　知識経営　6
　　致命傷回避・撤退縮小戦略　29
　　中央社会保険医療協議会　91
　　聴取能力　98

　　通所介護　72, 131
　　通所リハビリテーション　131
　　伝えるスキル　24

　　ディスポーザル　20
　　出来高報酬　67
　　データマイニング　54
　　天井効果　55
　　転倒予防　149

　　トップダウン的思考　9
　　ドナベディアンモデル　5, 35, 157
　　トレードオフ関係　145

　　内閣提出法案　80
　　内閣法制局　82
　　ナショナルデータベース　57
　　ナレッジマネジメント　6

　　日常生活動作　46
　　ニッポン一億総活躍プラン　118
　　日本医師会　106
　　日本医療機能評価機構　31
　　日本看護協会　106
　　日本薬剤師会　106
　　日本理学療法士学会　107
　　日本理学療法士協会　106, 120
　　日本理学療法士連盟　112
　　認知のコンフリクト　11

索　　引　169

ノロウイルス感染対策セット　18
ノンバーバル　22

廃用予防　149
ハインリッヒの法則　12
バーセルインデックス　46
バードの法則　12
バーバル　22
パブリックコメント　62
ハラスメント　8
バランスト・スコアカード　5, 24, 25
パワーハラスメント　8

ビジネスモデル　121
ビジョン　25, 122
ビッグデータ　54, 55
ヒヤリ・ハット　12
ヒューマンエラー　12
病院機能評価　31
評価調査者　32
被用者保険　68
標準算定日数　46, 47, 93
標準予防措置策　19

フィードバック　7
部署訪問調査　32
部分最適　3
部門計画　1
部門戦略　1
フリーアクセス　75
ブルンストローム回復ステージ　48
府令　78
プレゼンテーション力　10
ブレーンストーミング　5

ペイ・フォー・パフォーマンス　37

包括的報酬　67
報酬制度　142
法の階層性　104
訪問介護　72
訪問リハビリテーション　131
法律　101
保健医療・公衆衛生制度　66
保健師助産師看護師法（保助看法）
　　103, 105, 108, 120

　　──違反　105
保険請求権　135
ボトムアップ的思考　9

マクロ指標　96
マーケティング　124
マーケティング・ミックス　124
マネジメント　3
マネジメントプロセス　12

ミクロ指標　96
ミステイク　12
身分法　103
見るスキル　22

無資格者　102

名称独占　102, 109
メタアナリシス　40
メタ認知能力　23
メンタルヘルス　8
メンタルモデル　2

目標管理　25
モデル・コア・カリキュラム　145
物語に基づいた医療　41
問題解決能力　147
問題志向型医療記録　50

床効果　55

要介護認定　70, 71
養成期間　147
腰痛予防　149
予防給付　72
予防理学療法　103, 125, 129, 149
予防領域　149
4C理論　124
4P理論　124

ランダム化比較試験　40

理学療法　102
理学療法士及び作業療法士法　101, 103, 105, 108, 120, 125
　　──違反　104

理学療法士ガイドライン　48, 49
理学療法士教育課程　159
理学療法士の質　94
理学療法士の職域　79
リーダーシップ　3
立法府　99
理念　122
リハビリテーション　147
　　──総合実施計画　46
　　──難民　94
　　──マネジメント　143
リプロダクティブヘルス／ライツ　127
利用者　26
　　──の視点　25
臨床実習　149
臨床実践能力　147

労務管理　7
ロビー活動　111, 138
論理的思考力　9

「我が事・丸ごと」地域共生社会　151
ワーク・ライフ・バランス　120

欧文索引

activities of daily living（ADL）　46
ADL（activities of daily living）　46
　　──維持向上等体制加算　109
AIDMAの法則　124
AISASモデル　124

balanced score card（BSC）　5, 24, 25
Barthel index（BI）　46
BI（Barthel index）　46
BMI（body mass index）　47
body mass index（BMI）　47
BRS（Brunnstrom reccovery stage）　48
Brunnstrom reccovery stage（BRS）　48
BSC（balanced score card）　5, 24, 25

索　引

CBT（computer based testing）　145
communication　21
　　　── skill　21
computer based testing（CBT）　145

diagnosis procedure combination（DPC）　57, 67
Donabedian モデル　5
DPC（diagnosis procedure combination）　57, 67

EBM（evidence based medicine）　39
EBPT（evidence based physical therapy）　40
EPDCA サイクル　38
evidence based medicine（EBM）　39
evidence based physical therapy（EBPT）　40

FIM（functional independence measure）　38, 46, 143
functional independence measure（FIM）　38, 46, 143

ICD（international classification of disease）　67
ICF（international classification of functional, disability and health）　148
ICIDH（international classification of impairments disabilities and handicaps）　148
ICT（information and communication technology）　141
information and communication technology（ICT）　141
international classification of disease（ICD）　67
international classification of functional, disability and health（ICF）　148
international classification of impairments disabilities and handicaps（ICIDH）　148
International Organization Standardization（ISO）　34
ISO（International Organization Standardization）　34
ISO9000 シリーズ　34

Japan Physical Therapy Association（JPTA）　106
JCI（Joint Commission International）　34
Joint Commission International（JCI）　34
JPTA（Japan Physical Therapy Association）　106

key performance indicator（KPI）　123
KPI（key performance indicator）　123

management by objectivities（MBO）　25
MBO（management by objectivities）　25
MECE（mutually exclusive and collectively exhaustive）　10
methicillin-resistant *Staphylococcus aureus*（MRSA）　17
MRSA（methicillin-resistant *Staphylococcus aureus*）　17
mutually exclusive and collectively exhaustive（MECE）　10

narrative based medicine（NBM）　41
national data base（NDB）　57
NBM（narrative based medicine）　41
NDB（national data base）　57

objective structured clinical examination（OSCE）　145
off the job training（Off-JT）　6
Off-JT（off the job training）　6
OJT（on the job training）　6
on the job training（OJT）　6
opportunity　28
OSCE（objective structured clinical examination）　145
outcome　35, 36

P4P（pay for performance）　37
pay for performance（P4P）　37
PBL（problem solving learning）　12
PDCA（plan do check act）　12, 141
　　　──サイクル　12, 38, 141
PECO　40
PICO　40
plan do check act（PDCA）　12, 142
POMR（problem oriented medical record）　50
POS（problem oriented system）　50
PPM（product portfolio management）　122
problem oriented system（POS）　50
problem oriented medical record（POMR）　50
problem solving learning（PBL）　12
process　35, 36
product portfolio management（PPM）　122

randomized controlled trial（RCT）　40
RCT（randomized controlled trial）　40
reproductive health/rights　127

SOAP　51
standard precaution　19
strength　28
structure　35, 36
SWOT 分析　5, 25, 28

threat　28
trade off　145

VDT（visual display terminals）　128
　　　──症候群　128
visual display terminals（VDT）　128

WCPT（World Confederation for Physical Therapy）　106
weakness　28
World Confederation for Physical Therapy（WCPT）　106

理学療法管理学 ─良質な医療・介護提供のための管理運営・政策論─

2018 年 10 月 5 日　第 1 刷発行	監修者　植松光俊
2024 年 2 月 15 日　第 3 刷発行	編集者　中川法一，田中昌史
	発行者　小立健太
	発行所　株式会社 南 江 堂

〒113-8410　東京都文京区本郷三丁目 42 番 6 号
☎(出版)03-3811-7236　(営業)03-3811-7239
ホームページ　https://www.nankodo.co.jp/
印刷・製本　木元省美堂
装丁　野村里香 (node)

Administration for Physical Therapists
ⓒ Nankodo Co., Ltd., 2018

定価は表紙に表示してあります.
落丁・乱丁の場合はお取り替えいたします.
ご意見・お問い合わせはホームページまでお寄せください.

Printed and Bound in Japan
ISBN978-4-524-25209-1

本書の無断複製を禁じます.
|JCOPY| 〈出版者著作権管理機構 委託出版物〉

本書の無断複製は，著作権法上での例外を除き禁じられています．複製される場合は，そのつど事前に，出版者著作権管理機構 (TEL 03-5244-5088, FAX 03-5244-5089, e-mail: info@jcopy.or.jp) の許諾を得てください.

本書の複製（複写，スキャン，デジタルデータ化等）を無許諾で行う行為は，著作権法上での限られた例外（「私的使用のための複製」等）を除き禁じられています．大学，病院，企業等の内部において，業務上使用する目的で上記の行為を行うことは私的使用には該当せず違法です．また私的使用であっても，代行業者等の第三者に依頼して上記の行為を行うことは違法です.